本书由教育部人文社会科学研究青年基金项目（18YJCZH017）、国医大师张志远传承工作室项目、山东中医药大学科学技术史学科培育项目、山东中医药大学"中医药国际传播及中医典籍英译"青年科研创新团队项目资助

《黄帝内经素问》隐喻研究

陈 战 著

刘桂荣 审定

人民卫生出版社
·北京·

图书在版编目（CIP）数据

《黄帝内经素问》隐喻研究/陈战著. —北京：
人民卫生出版社，2021.8
　　ISBN 978-7-117-31894-5

　　Ⅰ.①黄…　　Ⅱ.①陈…　　Ⅲ.①《素问》-隐喻-研究
Ⅳ.①R221.1

　　中国版本图书馆 CIP 数据核字（2021）第 160439 号

| 人卫智网 | www.ipmph.com | 医学教育、学术、考试、健康，购书智慧智能综合服务平台 |
| 人卫官网 | www.pmph.com | 人卫官方资讯发布平台 |

《黄帝内经素问》隐喻研究
Huangdi Neijing Suwen Yinyu Yanjiu

著　　者：陈　战
出版发行：人民卫生出版社（中继线 010-59780011）
地　　址：北京市朝阳区潘家园南里 19 号
邮　　编：100021
E - mail：pmph @ pmph.com
购书热线：010-59787592　010-59787584　010-65264830
印　　刷：廊坊一二〇六印刷厂
经　　销：新华书店
开　　本：710×1000　1/16　　印张：11
字　　数：180 千字
版　　次：2021 年 8 月第 1 版
印　　次：2021 年 9 月第 1 次印刷
标准书号：ISBN 978-7-117-31894-5
定　　价：45.00 元

前　言

　　隐喻原本是语言学中的概念,西方很多学者都曾进行研究。从亚里士多德(Aristotle)提出的"比较理论",到理查兹(I. A. Richards)和布莱克(M. Black)提出的"互动理论",再到莱考夫(G. Lakoff)和约翰逊(M. Johnson)等提出的"概念隐喻理论",学者们对隐喻的研究大致经历了修辞手法研究、语义表达研究和认知机制研究三个历史阶段。20世纪80年代以前,隐喻一直被视为文学作品中的修辞手法,在诗歌中的表现尤为突出。1980年,认知语言学家莱考夫和约翰逊出版著作《我们赖以生存的隐喻》(Metaphors We Live By),彻底改变了人们对隐喻的认识和理解。书中指出,隐喻是人们构建思维模式的基础,充斥在人们日常生活的各个方面,是人们认识世界、形成概念的重要机制。从认知的视角来看,隐喻的实质是借助一类事物来帮助理解和认知另一类事物。隐喻不仅是一种语言现象,更是人类认知和建构世界的思维方式之一。

　　《黄帝内经》是中医学四大经典著作之一,是中医学的理论基础和思想精髓,被称为"医之始祖"。书中的各种隐喻充分体现了古代先哲和医家对生命科学的认知方式和思维方式。由于《黄帝内经》成书年代久远,文辞深奥难懂,影响人们对经文的理解。钱超尘先生曾指出:"全面系统地研究《内经》修辞,对于正确领会和掌握《内经》的经义有着十分重要的意义。"同时,中医学著作中的隐喻思维也引起语言学者的关注。把中医学和认知语言学中的隐喻结合起来研究,已经成为必然趋势。作为中医学基本思维方式之一的取象比类或者援物比类,本质上就是一种隐喻思维。中医学是典型的借助隐喻思维建构起来的古老科学。

　　本书以认知语言学的隐喻理论为基础,综合运用语言学、文学、中医学、心理学等多学科的理论知识和研究成果,采用描写与文本解读相结合的方法,分析和阐释《黄帝内经素问》文本中的大量隐喻语言实例,系统考察《黄帝内经素问》的隐喻现象,揭示隐喻语言背后存在的规律。本书具体研究内容包括以下两个方面:第一,《黄帝内经素问》隐喻的理论探讨。在研究隐喻从修辞手法到认知方式变迁的基础上,探讨隐喻产生的原因;通过寻找隐喻与取象比类的联系和区别,分析隐喻的形成机制,总结隐喻的表现形式和主要类型,分析隐喻现象所呈现出的语义特征和文化特征;揭示隐喻的功能及对后世中医药的发展所产生的重大影响等。第二,《黄帝内经素问》隐喻的表现类型及认知解读。①空间隐喻,具体包括"上-下""内-外""前-后""表-里"等隐喻形式。②本体隐喻,具体包括自然隐喻、容器隐喻、动植物隐喻等。③结构隐喻,具体表现为隐喻构建了阴阳学说、五行学说、精气学说、藏象学说、战争隐喻等。④社会关系隐喻,具体包括官职隐喻、父母隐喻、母子隐喻等。

从认知语言学的视角研究《黄帝内经素问》中的隐喻,可以从隐喻认知的视角揭开中医学的神秘面纱,让人们在认识中医时,把自身的认知经验和朴素的中医理论结合起来,从而验证中医学的科学性和哲学性,更好地推动中医学的传承和发展。具体而言,本书具有以下重要意义:第一,从认知语言学的角度研究《黄帝内经素问》的隐喻,重现隐喻的认知过程,可以丰富隐喻研究的视角,全面把握其中的隐喻,从而为更好地理解中医学的认知思维模式提供帮助,对中医思维研究产生重要的启发。第二,推动中医典籍研究的进一步发展。从认知语言学视角研究《黄帝内经素问》中的隐喻现象,有助于揭开中医学语言的神秘面纱,探索中医语言形成的源头,从而推动隐喻研究的发展,同时也为研究其他中医经典著作提供相似的方法和途径。

本书是在教育部人文社会科学研究青年基金项目(18YJCZH017)——基于语料库的《黄帝内经素问》隐喻英译对比研究、国医大师张志远传承工作室、山东中医药大学科学技术史学科培育项目、山东中医药大学"中医药国际传播及中医典籍英译"青年科研创新团队的支持和资助下完成的,在此特别说明。本书在撰著过程中曾得到国医大师张志远先生、刘桂荣教授、张成博教授、王振国教授、刘更生教授、田思胜教授、杨金萍教授、张效霞教授、臧守虎教授、孙慧教授、岑伟教授等的指导和帮助,在此一并表示衷心感谢!

陈　战

2021 年 6 月于济南

目　录

上篇 《黄帝内经素问》隐喻的理论研究

第一章

隐喻研究变迁——从修辞到认知

隐喻是人们在类比和创造相似性联想的基础上,从一个认知域到另一个认知域的映射过程。通过具体的、熟悉的概念和事物来描述、理解和认知抽象的、未知的概念和事物,从而更好地帮助人们认识人类自身及周围世界。隐喻不仅是一种常见的语言现象(即修辞手法),更是人们认知世界的重要方式之一,是人们理解和认识周围世界的基本方式。语言中的隐喻是在隐喻性的思维过程中产生的,反映了人脑对于周围世界的认识方式。人类的世界观是通过隐喻的形式在各种语言活动体现出来的。

西方对于隐喻研究具有悠久的历史,已形成了较为完整的体系。亚里士多德的隐喻观对西方的隐喻研究产生了深刻而全面的影响。从研究的范围和方法来看,国外对于隐喻的研究大致经历了修辞学研究、语义学研究和认知研究三个阶段。20世纪70年代以来,隐喻研究呈现出多学科交叉研究的趋势。学者们在认知心理学的基础上,结合哲学、语用学、符号学、现象学、阐释学等多个学科从不同角度、不同层次对隐喻开展了大量研究。隐喻研究逐渐实现了从修辞向认知的转变,并在世界范围内掀起了隐喻研究的热潮。

我国的隐喻研究同样具有非常悠久的历史。但是,中国古代典籍并未对隐喻作出明确界定,也未形成系统的理论体系。尽管如此,隐喻的相关研究大量出现在中国古典诗学、美学乃至哲学研究中,深入地探讨了隐喻的特性和功能。中国古代的隐喻研究经历了一个由自发到自觉、由零散到系统的发展过程。近现代的学者们深入地探讨譬喻、借代、比兴、比拟等语言现象,并取得了丰硕成果。20世纪90年代以来,我国学者大量地评介隐喻理论,开展隐喻认知理论研究。学者们结合语义学、语用学、认知语言学等现代语言学理论,探讨隐喻的生成和运作机制、隐喻与抽象思维等深层次问题,从而使隐喻研究步入全新的时代。

近年来,针对《黄帝内经》隐喻的研究经历了从修辞格到概念认知的重大转变。学者们从认知语言学的视角出发,论证《黄帝内经》中大量隐喻的存在,分析隐喻的特征、认知基础和哲学基础,揭示隐喻研究的重要意义,并根据不同始源域对《黄帝内经》中的隐喻现象进行分类,论证隐喻和中国文化的关系,探讨隐喻的功能。然而,《黄帝内经》隐喻的形成机制、运作机制、功能价值等方面的研究尚存在很大不足,需要进一步开展研究,以期更为全面地把握《黄帝内经》中的隐喻现象,为研究和分析其他中医经典著作提供相似的方法和途径,为中医思维的培养和训练提供有益的指导。

第一节　隐喻的界定

一、隐喻的基本概念

隐喻,即英语中的 metaphor。该词源自希腊语的 metaphora,由 meta 和 pherein 组合而成,意思分别是"超越"和"传送"。由此可见,隐喻在希腊语中的意思是"意义的转换",也就是通过一种事物来表达另一种事物。通过隐喻,一种事物的各个方面的特征都可以被"传送"或者转换到另一种事物上,从而使第二个事物在一定程度上具备了第一个事物的属性和特点。现代的隐喻理论大都倾向于从这个角度来认识和阐释隐喻。

语言学家们一直试图从不同的角度去定义隐喻,然而迄今为止尚未形成一个能够被语言学界普遍接受的概念。下面是中外一些辞书里对隐喻的定义。

隐喻是比喻的一种。本体和喻体的关系,比之明喻更为密切。明喻在形式上只是相类的关系,隐喻在形式上却是相合的关系。本体和喻体两个成分之间一般要用"是""也"等比喻词(《辞海》)。

隐喻:比喻的一种,不用"如""像""似"等比喻词,而用"是""成""就是""成为""变为"等词,把某事物比拟成和它有相似关系的另一种事物。也叫暗喻(《现代汉语词典》)。

暗喻(隐喻)用"是"等词联结本体和喻体,以表明相同关系的比喻。暗喻的喻词大多为是、成为、等于、当做等。暗示性比较突出(《汉语修辞格大辞典》)。

隐喻是比喻之一。即以是、成、为、成为、变化、化成、等于等为常用喻词构成本体和喻体之间的关系，其本体与喻体比类似更贴近，可以成为一体、等同或附加的关系。它是比明喻更近一层的比喻(《修辞通鉴》)。

隐喻是指使用一个词语或者词组来揭示另外一个与其字面意思截然不同(尽管在一定程度上相关)的词语或词组，例如，"她有一副铁石心肠。"(《牛津高阶英汉双解词典》第4版)

隐喻是辞格的一种，通常通过一个词或词组以一事物替代另一事物，并以此来暗示两者之间存在某种相似性或类推性(如 the ship plows the sea 或 valley of oaths)；是一种凝炼的明喻(如 marble brow)，明确揭示一种隐含的比较(如 a brow as white as marble)(《韦伯斯特词典》1983年修订版)。

从以上定义可以看出，中外辞书中对隐喻的认识有一些共同之处：隐喻是一种修辞格；隐喻是比喻的一种类型，是一种特殊形式的明喻；隐喻是词语之间的一种替代现象，而且只能用词和词组进行替代；隐喻的基础是事物或概念之间的相似性。可见，这些定义都是从语言和修辞的角度来认识隐喻，并未从认知的角度去认识隐喻的本质特征。

二、隐喻和明喻

明喻，最早见于清代唐彪所定的旧名[1]。在此之前，宋代陈骙称之为"直喻"[2]。在传统的修辞学中，隐喻和明喻都是一种辞格，二者并列存在。但在现代隐喻学中，广义的隐喻包含明喻，明喻只是隐喻的一个子类[3]。

(一) 语言表达形式上的差异

以《现代汉语词典》(2000年修订本)对明喻和暗喻的界定来探讨二者的区别。

由隐喻的定义可以看出，明喻和隐喻是一种并列的关系，都是比喻的一种。二者的主要区别在于连接词的不同：明喻通常使用"像""似""如"等喻词将本体和喻体连接起来，而隐喻则借助"是""成了"等喻词进行连接。不难看出，这种界定是从传统修辞学的角度作出的。修辞学家们认为，从语言结构上来看，隐喻和明喻的主要区别在于句子中是否使用"像""如""似乎"等喻词。从修辞效果上来看，与隐喻相比，喻词的存在导致明喻中的本体和喻体的关系显得不很密切。换句话说，"明喻在形式上只是相类的关系，隐喻却是相合的关系。"[2]

再来讨论一下《韦伯斯特词典》对隐喻的界定。

隐喻是一种辞格，是词语之间的相互替代，其存在的基础是事物或概念之间的某种相似性；隐喻是明喻的一种凝炼形式，说明明喻的出现先于隐喻。可以看出，这种界定也是从修辞学的角度作出的。根据这一界定，隐喻在"本质上是词语之间的相互替代，实现这种替代的基础是两种事物之间的相似性"。虽然这一界定没有直接描述隐喻和明喻在语言结构上的不同，但是通过例句可以看出两者在结构上的差异：隐喻的喻体（marble）和本体（brow）共同出现，而明喻中除了出现本体和喻体之外，还说明了他们之间的相似性，即喻底（ground）。因此可以得出这样一个结论：隐喻的表达方式为"A 是 B"，一般不直接说明本体和喻体之间的相似之处，而明喻则不然，不仅要说明"A 像 B"，一般还要指出两者的相似性。换言之，明喻中不仅出现喻词，而且同时也会出现喻底[3]。

明喻与隐喻还存在其他区别。从句法的角度来看，隐喻的种类很多，主要有名词性隐喻、动词性隐喻、形容词性隐喻、副词性隐喻和介词性隐喻等[4]；而明喻一般只有形容词性（如"雷鸣般的掌声"）、副词性（如"像霜打的茄子一样耷拉着脑袋"）等有限的几种。隐喻有时可以不出现喻体（如"他的大脑一下熄了火"），有时也可以不出现本体（如"母老虎来了"）。但是一般而言，明喻中必须同时出现本体和喻体，而且喻底一般也会出现。

总之，从语言结构上来看，明喻与隐喻的区别不仅在于使用喻词的差别，更在于明喻是在直接对比两种不同的事物。在明喻中，本体和喻体是一种平行的事理结构，二者一般会同时出现，喻底通常也会出现。另外，从语言的表达形式上来看，与明喻相比，隐喻更为丰富，也更为复杂。正是由于明喻和隐喻在语言结构和表达形式上存在许多不同，因此二者在认知功能上必然也会表现出一定的差异。

（二）发生学上的关系

从词典有关隐喻的界定来看，传统修辞学认为，隐喻和明喻是一种并列的关系。从发生学的角度来看，应该是先出现明喻，再出现隐喻，因为隐喻相当于省略了喻词的明喻。然而，在亚里士多德看来，明喻是一种特殊的隐喻，"明喻也是隐喻，二者的差别是很小的。"[5]在现代隐喻理论中，明喻也被视为隐喻的一种,二者在认知功能上是完全相同的[6-7]。

从使用者对喻体和本体之间差异的意识程度上来看,隐喻和明喻也存在一定的区别。人们只有在比较明确地认识到本体和喻体的差异时,才会使用隐喻。虽然隐喻的使用者非常清楚两种事物并不相等,但是借助两种事物之间存在的相似之处,可以将其他方法难以传达的信息传达出去。而明喻的使用者则完全熟悉本体和喻体之间的异同。明喻能够很好地利用本体和喻体之间存在的相似性,并借助喻词表现出这种相似性。对于隐喻的听者来说,他知道喻体和本体之间有所不同,因而当说话者把 A 说成 B 时,他可能会感到有些意外,但与此同时,他又能够通过本体和喻体之间的相似性获得一定的新信息。与明喻不同,隐喻既不直接指出这是一种比喻,也不直接展示喻体和本体之间的相似性,从而使隐喻具有一种朦胧之美。因此,从认知心理学角度来看,明喻是隐喻发展的高级阶段,但是由于其意义基本接近字面语言,故缺少隐喻所具有的"隐秘感"[3]。

(三) 认知功能上的差异

明喻中的喻词,如"像""似乎"等,可以看作比喻的标志。一般而言,比喻的理解过程可以划分为两个阶段,即"比喻辨认"和"意义推断",但是喻词的出现显然可以使听者省略"比喻辨认"阶段,直接进入"意义推断"阶段。另外,喻底的出现能够明确指出两种事物的相似性,从而帮助听者迅速而准确地理解比喻,把握本体的主要特征[4]。

从接受心理学的角度来看,一方面,喻词的使用可以一定程度上消除隐喻存在的隐秘感。另一方面,喻底的出现可以节省听者在理解隐喻时需要付出的努力,但是也在很大程度上减弱了隐喻意义的模糊性和不可穷尽性所产生的心理快感。"明喻只说这个像那个,而为什么像,往往是很明显的,所以听者并不对这个比喻加以思索。如果只说这个就是那个,听者就要加以思索,一旦明白了其中的道理,他就能有所领悟,从而感到愉快。"[5]

通过比较隐喻和明喻在认知方式和功能上的区别,可以得出以下结论:①概念性隐喻(conceptual metaphors)一般是以隐喻的形式出现,莱考夫和约翰逊的著作《我们赖以生存的隐喻》中的大部分例句均是如此;②从语言形式上来看,由于隐喻具有强烈的判断意味,所以可以用来表达较为强烈的感情。可以说,隐喻是一种神秘的象征形式,可以把被压抑的、不知觉的、直觉的冲动表达出来[3];③对隐喻和明喻的选择,不同的文体表现出不同的倾向性。明喻多用于说理性的文体,特别是教材、政论文和科普作品等,而隐喻多出现于诗歌和诗性散文中。究其原因,在说明事理时,借助明喻可以将某一领域的情况用另一领域的事理来说明,为了便于听者的理解,需要详尽地介绍源域情况。

综上所述,从语言结构上来看,隐喻与明喻的区别主要表现在喻词的不同和喻底是否出现。从发生学角度来看,使用明喻的基础是人们非常熟悉本体和喻体,故明喻是隐喻的特殊形式,这种表达方式介于隐喻和字面语言之间。从认知功能来看,明喻一般会出现明确的标志,即喻词,因此跨越了隐喻辨认阶段,隐秘感也随之消失;不过,由于出现了喻底,听者可以迅速、准确地把握和理解比喻意义。

三、隐喻的认知界定

在隐喻形成和发展的过程中,许多学者尝试从认知的角度对隐喻进行界定,对隐喻理论的发展做出了重要贡献。

最早界定隐喻的学者当属古希腊哲学家亚里士多德。在他看来,隐喻可以把属于某一事物的词语用来说明另一事物,或从"属"到"种",或从"种"到"属",或从"种"到"种",或通过类比[8]。他认为,隐喻实际上是意义的转换形式,关系到至少两个事物,其中的一个在构成隐喻时出现了意义变化[4]。这些认识存在一定的局限:将隐喻的对象局限于名词,导致无法认识到其他词性的词语也可能构成隐喻,因此很难准确地认识到隐喻的话语特征。其原因在于,如果承认名词之外的其他词性,如形容词和动词等也能构成隐喻,那么就必须承认隐喻的形成离不开词语的组合过程。

英国语言学家理查兹(I. A. Richards)认为,隐喻是人类"语言无所不在的原理",隐喻不仅是语言现象,还是人类的思维方式。隐喻不仅大量出现在日常会话中,而且还广泛运用于严谨的科学用语中。例如,抽象的哲学需要借助隐喻来进行思考,描写精神活动的词语大都借自描述物质活动的词汇。在日常会话中,平均每三句话中就会出现一个隐喻[9]。

随着认知科学和心理学的迅速发展,隐喻的认知特点引起了更多学者的兴趣和关注。以莱考夫和约翰逊为代表的当代认知语言学家们认为,隐喻不仅是一种语言现象,更是一种认知现象,是人类进行抽象思维的主要途径之一。在《我们赖以生存的隐喻》中,他们从认知的角度对隐喻进行了系统的分析和研究,认为从本质上讲隐喻是通过另一类事物来理解和体验某一类事物[6]。隐喻大量充斥在人们的日常生活中,不仅存在于语言之中,而且存在于思想和行为之中。日常概念系统是人们进行思考和行动的基础,从本质上讲也具有隐喻性的特点[6]。这可以称得上是对隐喻最宽泛的认识。据此可知,隐喻不仅是一种常见的语言现象,更是人们认知世界的重要方式之一。人们各种认知活动的产物,如音乐、雕塑、绘画、建筑等,都可以从隐喻的角度进行理解。

综合上述认识,可以归纳出隐喻的以下特征:

(1)隐喻不仅是一种语言现象,更是人们认知世界的重要方式之一,是人们理解和认识周围世界的基本方式。在这种认知活动中,人们往往通过某一领域的经验来说明或理解另一领域的经验。日常语言中的各种隐喻都产生于隐喻性的思维过程中,反映出人脑对周围世界的认识方式。

(2)隐喻实质上是人们在类比和创造相似性联想的基础上,在不同认知域之间进行映射的过程。这样就可以通过具体的、熟悉的概念和事物来描述、理解和认知抽象的、未知的概念和事物,从而更好地帮助人们认识自身及周围世界。人类的世界观是通过隐喻的形式在各种语言活动体现出来的。

(3)隐喻过程中涉及的比较是以两种事物或概念的相似性为基础的,但这种相似性并非都是客观的。通过比较两种不同的事物和概念,隐喻有助于揭示二者之间存在的,但以前未被发现或认识到的某些相似性。由此可见,隐喻可以创造新信息,因此具有十分珍贵的认知意义。

第二节　隐喻研究概况

早在两千多年以前,隐喻就被视为一种修辞格。在我国最早的诗歌总集《诗经》中,"比"是一种最基本、使用最为普遍的表现手法。"比"就是修辞学中以此物比彼物的比喻手法,隐喻是其子类。在西方,亚里士多德最早开始系统地开展隐喻研究。此后,在他的研究基础上,西方学者继续开展相关研究。20世纪70年代以来,随着认知科学研究和语言学研究的不断结合和发展,隐喻逐渐成为认知语言学的重要研究对象之一。1980年,莱考夫和约翰逊出版《我们赖以生存的隐喻》。此后,隐喻研究引起更多领域学者的兴趣和关注,如认知心理学、逻辑学、语言学、心理学及哲学等。隐喻研究也逐渐实现了从修辞向认知的转变,引起了一场世界范围内的"隐喻革命"或"隐喻狂热"[10]。

一、国外隐喻研究概况

隐喻在西方的研究历史可以追溯到两千多年以前。从研究的范围和方法来看,国外对隐喻的研究大致包括三个阶段:①隐喻的修辞学研究阶段。这一阶段始于大约公元前300年,止于20世纪30年代,长达两千多年。这是隐喻研究的传统阶段,隐喻被视为一种修辞格,代表人物为亚里士多德。②隐喻的语义学研究阶段。从20世纪30年代到70年代初,学者们主要从语言学角度开展了隐喻的语义研究,代表人物为理查兹和布莱克。③隐喻的认知研究阶段。20世纪70年代以来,隐喻研究呈现出多学科交叉研究的趋势。学者们在认知心理学的基础上,结合哲学、语用学、符号学、现象学、阐释学等多个学科,从不同角度、不同层次对隐喻开展了大量研究,代表人物为莱考夫、福柯尼耶(G. Fauconnier)等[11]。

(一) 隐喻的修辞学研究

在西方,亚里士多德首先系统地研究了隐喻的性质及功能。在《诗学》和《修辞学》两部著作中,他详细地论述了隐喻。在他看来,隐喻可以把原本属于某一事物的词语用于说明和解释另一事物,或从"属"到"种",或从"种"到"属",或从"种"到"种",或通过类比[8]。可以看出,这种认识指出了隐喻的一个非常明显的特点:通过某一事物来谈论另一事物。构成隐喻的前提是对两个事物进行对比,因此形成隐喻的两个事物之间既要具有相似点,又必须具有相异性。所以,从一定程度上来说,隐喻就是一种借用,通过借用与"此物"有相似点的"彼物"来代替"此物"。

他还认为,隐喻实际上是在类比的基础上进行的隐性比较。"明喻也是一种隐喻,其间差别很少""不同的仅是他们的使用方式。"[12]由此可见,构成隐喻的本体和喻体之间存在着一种对比或比较关系。所以,这种隐喻观一般被称为"对比说"或"比较说"。

亚里士多德谈到了隐喻的结构特点:①所有的修辞手段都是通过联想的方式来实现的,转喻和明喻也都属于隐喻;②隐喻是一种修辞格,通过把某一事物说成另一事物来对二者作出比较。他还总结出隐喻使用的一般结构:A is to B as X is to Y. 例如:Life is to old age as day is to evening. (生命对于老人来说,就像白天终将成为夜晚)[13]。

亚里士多德探讨了隐喻的两大功能:风格装饰功能和意义创新功能。他认为,隐喻对于诗歌和散文风格的形成至关重要,"可以使风格富于装饰意味而不流于平凡,可以使文体显得庄重而有分量。"[5]对于意义创新功能,亚里士多德认为,可以通过隐喻的方式对尚未命名的事物进行命名。借助已知的事物表达未知的事物,"以其所知,喻其所不知"[5],恰恰展现了隐喻的认知作用。隐喻能让人"有所领悟,有所认识"[5],从而顺利地认识新鲜事物、掌握新思想。他提到,毫不费力就能有所领悟,自然会让人感到非常愉快。"奇字不好懂,普通的字意思又太明白,所以只有隐喻字最能产生这种效果。"[5]由此可见,亚里士多德已经隐约感觉到隐喻的认知功能,能够为人们认识事物提供新的视角和方法。不过,由于时代的局限性,他不可能像现代学者那样深入地研究隐喻的认知功能。

亚里士多德详细阐述了隐喻的使用原则。首先,隐喻的使用应当恰当得体,"每一种奇字的使用都要有分寸。"[12]如果隐喻字过于滑稽可笑,或者太过庄严而带有悲剧意味,抑或从相差太远的事物中取来,就会导致意思含糊不清,这样的隐喻字就不应该使用[5]。其次,使用隐喻必须符合主题、题材等各方面的要求,必须与表达目的保持一致。例如,在称赞别人时,应该从美好的事物中选取隐喻字,而进行讽刺挖苦时,应该从丑陋的事物中选取[5]。

亚里士多德还论述了隐喻与明喻之间的关系。在他看来,"明喻也是隐喻,二者的差别是很小的。"[5]二者在本质上是同一的,只不过明喻在形式上比隐喻多了一个"像"之类的喻词。在修辞效果上,二者存在着明显的差异。明喻没有隐喻那么吸引人,原因在于明喻比较长,不会让人感到多么愉快,而且明喻并没有把某一事物直接说成另一事物,对人心灵的震撼力不是那么强烈[5]。

但是,古希腊哲学家柏拉图却坚决反对使用隐喻。在他看来,隐喻只不过是一些花言巧语,至多是一种修辞性的语言,因此可以用于表达感情,但并不适合用于政治辩论和科学论述[14]。使用隐喻的人不过是一些"毫无哲学头脑、只是一味模仿的诗人……他们并没有真正地了解所要模仿的对象。"[15]在他看来,字面语言才是真实的、首要的,比喻性语言则是寄生的、次要的,而隐喻属于比喻性语言。显然柏拉图贬低了隐喻的价值和地位[15]。

在亚里士多德之后,古罗马学者昆体良(Quintilian)继续开展对隐喻的研究,并提出了著名的"替代论"。他认为,隐喻是一种修辞方法,可以用来替代直接表达法,即可以用一个词去替代另一个词。将这一理论与亚里士多德的"对比论"进行比较,二者具有一些共同点,都认为隐喻只具有附加和修饰的功能,而且都基于共同的基本假设,也就是说,隐喻是在相似性的基础上形成的,是词汇层次上的修辞现象。但是,两种理论各有侧重。"对比论"侧重考察隐喻构成的实质,即对比,而"替代论"则主要关注隐喻的构成方式,即用一个词替代另一个词。

总之,传统隐喻研究认为,隐喻是一种修辞格,是一种以相似性为基础建立起来的词语或短语的表达方式。隐喻仅具有一定的修饰功能,其使用范围仅限于词汇层面[10]。从结构和形式上来看,隐喻是对正常语言规则的一种偏离[11]。其不足之处在于,没有认识到隐喻不仅可以发生在词汇层面,还可以出现在句子、语篇、话语层面,甚至还能存在于文体之中[16]。

(二) 隐喻的语义学研究

语义学以话语、句子、语篇等为研究对象,研究自然语言中的词语意义。许多学者,如理查兹(I. A. Richards)、利科(Paul Ricoeur)等,在语义学研究上颇有造诣。

1936 年,英国学者理查兹出版了《修辞哲学》(*The Philosophy of Rhetoric*)。书中提出的"互动理论"(Interaction Theory)被认为是 20 世纪初最具影响力的理论之一,对隐喻的论述突破了传统隐喻研究中仅将隐喻视为辞格的局限,标志着隐喻研究开始进入全新的阶段。

互动理论认为,隐喻是人类"语言无所不在的原理"。它不仅是一种语言现象,还是人类的一种思维方式[9]。隐喻不仅在人们的日常会话中随处可见,而且还大量出现在严谨的科学用语中。理查兹指出,传统隐喻理论认为隐喻是一种语言修辞现象,或者一种词与词之间的转移和置换,这样的解释具有很大的局限性。他从宏观的角度理解和认识隐喻,认为隐喻在本质上是思想之间的交流,是语境之间的相互作用[9]。他把隐喻中相互作用的两个事物分别命名为"本体"和"喻体",把二者之间的相似性称为"喻底"。

理查兹对隐喻的定义主要基于"相互作用"的标准,即一个词用作隐喻的判断标准是,语言中出现了本体和喻体,并且在二者的共同作用下产生了一种包容性意义。"如果可以分出至少两种相互作用的意义,就可以判断为隐喻。"[9]他认为,隐喻是一种语义现象,因此应该在句子层面对隐喻进行考察;隐喻是本体和喻体的词义相互作用的结果,可以说是一种新意义的产生过程。他认为,把两个表示相同事物的思想放在一起,让它们相互作用,隐喻的意义由此产生。从本质上讲,隐喻是思想之间的借用和交际,是语境之间的交易。理查兹多处提及隐喻与思想之间有很大的关系,反映出隐喻研究已经取得重大进步,标志着隐喻研究开始向认知方向转变。

1975 年,利科在《隐喻的规则》(*The Rule of Metaphor*)一书中系统地总结了传统的修辞学理论,并归纳整理以前的隐喻理论。在此基础上,他指出隐喻不仅出现在词层面,还可以发生在句子、语篇、话语层面,甚至能存在于文体之中[16]。隐喻不仅能够丰富人类的语言,改变人们表达的方式,而且能够为人们提供解读世界的新视角。

互动理论丰富了对隐喻本质的理解,将意义和语境密切联系起来,从句子的层次来理解隐喻的特点,并且将认知引入隐喻的形成和理解过程中,从而使隐喻研究的视角逐渐从修辞格过渡到认知方式,为后来从认知语言学视角开展隐喻研究奠定了必要的基础。互动理论对隐喻研究所做的贡献就在于此。

(三) 隐喻的认知研究

互动理论的提出标志着隐喻研究的视角开始从修辞格向认知方式过渡,但是直到 1980 年莱考夫和约翰逊出版《我们赖以生存的隐喻》,隐喻的认知研究才真正开始。他们接受和吸收了理查兹等的互动理论的研究成果,并在此基础上从认知的视角对隐喻本质进行系统的阐发,最终提出概念隐喻(conceptual metaphor)的观点。1987 年莱考夫出版了《女人、火与危险事物》(*Women, Fire, and Dangerous Things*)。一直以来,这两部著作都被视为认知语言学隐喻研究的奠基之作。1999 年,莱考夫和约翰逊又合作出版了《体验哲学——基于身体的心智及对西方思想的挑战》(*Philosophy in the Flesh—The Embodied Mind and Its Challenge to Western Thought*),从认知的角度指出隐喻的构建基础。就这样,莱考夫和约翰逊完成了系统的隐喻认知理论。

概念隐喻理论对隐喻的本质进行了全新的阐述,指出"隐喻普遍存在于我们的日常生活中,不但存在于语言中,而且存在于思想和行动中。我们赖以思维和行动的一般概念系统,从根本上讲是隐喻式的。"[6]从本质上讲,隐喻就是通过一类事物来理解和体验另一类事物[6]。由此可见,隐喻不仅是一种语言现象,而且是一种非常重要的认知方式。在对隐喻进行认知和理解时,人们可以通过一个事物来认识、理解、思考、表达另一事物,因此这一过程是概念性的。隐喻是常规的,其使用是自动的和下意识的,并不需要专业的技巧和特殊的努力。隐喻不再被狭隘地认为只是一种修辞现象,而是普遍存在于日常生活中的语言现象和认知方式,这样就实现了隐喻研究从修辞方式向认知方式的飞跃。这样,隐喻研究彻底地冲破了传统修辞观的束缚。概念隐喻理论的贡献之一是发现了隐喻和认知的相互联系,不但加深了对隐喻本质的认识,而且有助于从全新的视角认识人类的行为、经验以及语言。

认知隐喻理论主要包括以下观点:隐喻普遍存在于人们的语言和日常生活中,是建构、表达新概念的重要方式之一;隐喻是系统性的,有着内在的一致性,通过一个概念来建构另一个概念,虽然两个概念的认知域可能会有所不同,但它们的结构却是一致的,因为构成成分之间的对应关系表现出一定的规律性;隐喻又具有不对称性,虽然其源域与目的域在结构上具有一致性,但是二者并不对称,映射只能是从源域向目的域进行,反之则不可;隐喻的本质是概念性的,隐喻普遍存在于语言和日常生活中,说明隐喻是建构人们赖以思考和行动的概念系统的基本方式;隐喻可以将源域的意象结构映射到目标域,但是这种映射并非随意而为的,其映射基础是人们的身体和日常经验。

莱考夫认为,隐喻是人们思想、行为和表达的一种系统方式。在日常生活中,人们往往会通过熟悉的、有形的、简单的概念来认识和理解陌生的、无形的、难以理解的概念,这样就能够在不同的概念之间建立起联系。他认为概念隐喻主要包含三大类别:空间(方位)隐喻(orientational metaphor)、本体(实体)隐喻(ontological metaphor)和结构隐喻(structural metaphor)。空间隐喻是指参照人们熟悉的空间方位而构建起来的一系列隐喻概念。空间方位是人们在认识自身和周围世界过程中获得的最基本概念,是人们在成长过程中较早获得的基本经验,其意象图式深深扎根于人们的头脑之中。在对空间方位认识的基础上,人们自然会将一些抽象概念,如数量、地位、情绪、身体状况等,投射到具体的空间方位概念上,从而借助一些原本用于表达空间方位的词语来表达相对抽象的概念。也就是说,上下、前后等本来用于表达空间方位的词语,就可以用来表示数量的多少、地位的高低、身体状况的好坏,这样就形成了空间隐喻。结构隐喻是指借助一个概念来谈论另一个概念,将谈论某一概念的各种词汇用于谈论另一概念,或者用谈论源域的词来谈论目标域,从而使目标域与源域具有相同的结构。虽然这两个概念具有明显不同的认知域,但其基本结构是相互一致的,即二者的构成成分表现出规律性的对应关系。本体隐喻是指借助熟知的、有形的、具体的实体或实物来理解和认识无形的、模糊的、抽象的概念的隐喻。物质是人类生存的基础,人类在生存过程中逐渐产生了对物体的经验,在此基础上用于理解和表达抽象概念。在本体隐喻中,陌生、模糊、抽象的无形概念,如感情、思想、事件、状态、心理活动等,可以通过熟悉、具体、有形的实体表达出来,从而在不同概念之间形成相互关联。隐喻的认知方式,有助于人们不断地丰富、发展和升华对主客观世界的认知。容器隐喻是最典型、最具代表性的本体隐喻。这是因为容器在日常生活中是最常见的物体,甚至连人体本身也可以看作一个容器,存在着内外之别。在认知客观世界的长期过程中,人类逐渐形成一种容器图式。该图式包含三个部分:里、外和边缘。在此基础上,人们将对容器的各种认识用于认知和说明其他非容器的物体。这样,无论丛林、田野、房子等具体事物,还是事件、行为、活动、状态等抽象事物,都可以当作容器来理解和认识。

由此可见,莱考夫认为,隐喻不仅是言语表达的修饰手段,而且还是认识和理解客观世界的认知手段。其构建基础并不是源域和目标域的相似性,而是已获取的经验在跨域基础上形成的相互关系,这种相似性是在跨域投射的过程中形成的[6]。认知隐喻观认识到隐喻在人类认知过程中发挥着重要作用,将对隐喻机制的认识进行延伸,用于人类的认知之中,认为隐喻是人类存在的重要基础之一。莱考夫将隐喻的机制理解成两域之间的投射,对隐喻研究具有极其重要的意义。

除莱考夫和约翰逊外,语言学家福柯尼耶(G. Fauconnie)也在认知语言学框架内对隐喻开展了系统研究。他在莱考夫的研究基础上,对映射理论进行不断的补充,提出更为完善的心理空间理论。该理论认为,隐喻通常由源心理空间和目标心理空间组成。这两个心理空间还有一个上位空间,称为"类空间"。在隐喻意义的建构过程中,以上三个空间共同为新的心理空间(即隐喻意义)的产生提供输入。这样来看,隐喻的产生离不开以上四个心理空间,即源心理空间、目标心理空间、类空间和即将产生的新心理空间。四者关系密切,其中前三个心理空间共同为新心理空间的产生提供输入,而新心理空间是前三个心理空间相互作用下的结果。通过分析概念的空间合成、跨空间映射以及由此形成的层创结构,这一理论更加详细、清晰地阐释了隐喻的实时建构过程和隐喻意义的推理机制[17-18]。多空间模型的可变性更强,因此能够更好地体现出两域之间的互动性,更为清晰地展现出映射理论中无法细致表现的推理和整合过程。在心理空间理论中,合成和整合是最为关键的两个环节,故该理论又称合成空间理论。这一理论是对映射理论的新发展,是认知语言学隐喻理论的最新研究成果。

二、国内隐喻研究概况

(一) 中国古代隐喻研究

我国的隐喻研究同样具有悠久的历史。但是,中国古籍中并没有对隐喻的明确界定,中国古代对隐喻的研究并没有像西方那样呈现出明晰的脉络,也并未形成系统的理论体系。尽管如此,在中国古典诗学、美学乃至哲学的研究中,隐喻仍是重要的研究对象,隐喻的特性和功能也得到了较为深入的探讨。中国古代的隐喻理论大致经历了一个由自发到自觉、由零散到系统的发展过程[19]。

早在先秦时期,先民们虽然没有在语言中直接使用"隐喻"一词,但却处处体现着隐喻性思维。当时隐喻性思维集大成者当首推《周易》,贯穿全书始终的"象"便是典型标志。该书以阴阳来论证和描述事物的运行规律,归类天地万物的性状,以取象比类的思维方式(隐喻思维方式)认识和理解世界万物。《周易·系辞传(下)》云:"古者包牺氏之王天下也,仰则观象于天,俯则观法于地,观鸟兽之文,与地之宜,近取诸身,远取诸物,于是始作八卦,以通神明之德,以类万物之情。"由此可以看出,《周易》对隐喻思维的运作方式进行了系统的总结,即隐喻的本体是自然物象和人事意象,隐喻有助于从深层次上揭示出那些难以言表的人生哲理。取象比类的思维模式对中华民族的发展产生了巨大的影响,不断渗透到中华民族文化生活的各个层面,如哲学的"天人合一"思想、政治上的"和谐社会"理念、中医学的"人与四时相应"观念等。值得一提的是,隐喻思维对中医学理论的构建也产生了巨大的影响。《诗经》中谈到对隐喻的认识。《大雅·抑》云:"取譬不远,昊天不忒。"由此可见,古人已经深刻地认识到隐喻喻体选择的原则,掌握了以熟悉喻陌生、以浅近喻深远的隐喻运用原则。《左传·昭公二十八年》云:"择善而从之曰比。"这是中国典籍中最早对隐喻作出的界定,不但介绍了隐喻选择的原则,而且为后世隐喻乃至整个修辞传统的发展指明了方向[19]。

诸子百家对隐喻理论进行进一步的阐发。《论语·雍也》云："夫仁者,己欲立而立人,己欲达而达人。能近取譬,可谓仁之方也已。"由此可见,孔子提出了"能近取譬"的隐喻原则。"近"是选择喻体的基本原则和要求,"取"则是说话人的态度和手段,"近"和"取"共同构成比喻运用的基本规律[20]。这是从伦理角度对隐喻作出阐释,突出隐喻在道德方面的特殊功能。《孟子·尽心下》云："言近而指远者,善言也。"此句指出了隐喻的一个重要特点："言近而指远"。荀子在《非相》篇中提到,"谈说之术:矜庄以莅之,端诚以处之,坚强以持之,分别以喻之,譬称以明之。"此句强调隐喻的功能在于说明道理。《正名》篇中提到,"凡同类同情者,其天官之意物也同,故比方之疑似而通。是所以共其约名以相期也。"此处指出运用隐喻的基本做法和要求:寻找不同事物之间存在的相似之处。墨子在《小取》篇中提到,"论求群言之比……'是犹谓'也者,同也。'吾岂谓'也者,异也。"这里明确地阐述了隐喻的定义、功能和种类。他还指出,"以类取,以类予","辟也者,举也物而以明之也"。也就是说,对于不同的事物要按类别进行归纳和推论,通过举别的事物来说明这一事物。《庄子·寓言》曰："寓言十九,重言十七,卮言日出,和以天倪。"此处指出有所寄托的话大多采用寓言的方式进行表达,因为这样更容易使人信服。虽然诸子百家对隐喻的论述较为零散,尚未形成体系,但是可以看出先人们已经开始讨论隐喻的概念和运用原则,并且注意到隐喻具有说明他物的功能。

两汉时期,隐喻研究主要出现在伦理诗学和政治修辞学领域。东汉哲学家王符在《潜夫论·释难》中云："夫譬喻也者,生于直告之不明,故假物之然否以彰之。物之有然否也,非以其文也,必以其真也。"他讨论了隐喻的产生原因和作用:因为本体"直告之不明",故需要通过喻体进行说明。他还讨论了选择和运用喻体时需要注意的事情:"非以其文""必以其真",即注重其本质,而非表象。刘向也对隐喻进行了颇多研究。《淮南子·要略训》云："言天地四时而不引譬援类,则不知精微……知大略而不知譬喻,则无以推明事。"此处强调运用隐喻的重要作用:不使用隐喻就会"不知精微",不理解隐喻就会"无以推明事"。他还指出,"假象取耦,以相譬喻……假譬取象,异类殊形,以领理人之意"。也就是说,隐喻的运用(假象)必须借助他物,本体和喻体之间应该有相似之处(取耦),这样才能构成"譬喻"。可以看出,刘向对隐喻的认识已经与现代修辞学的观点非常接近。

魏晋南北朝时期,刘勰在《文心雕龙》中较为系统地对隐喻进行探讨,介绍了比和兴的定义、特征、分类与功能。《比兴》云:"故比者,附也;兴者,起也。附理者,切类以指事;起情者依微以拟议。起情故兴体以立,附理故比例以生。比则畜愤以斥言,兴则环譬以托讽。"也就是说,比附事理可以在归类的基础上进行,从而达到指明事理的目的,而托物起情则需要借助事物微妙含意,从而达到表达情意的目的。又云:"观夫兴之托喻,婉而成章,称名也小,取类也大。""夫比之为义,取类不常:或喻于声,或方于貌,或拟于心,或譬于事……故比类虽繁,以切至为贵。"通过这些论述可以看出,取类是比和兴的共同本质特征;用于比兴的事物表面上可能相差甚远,但二者存在某种潜在的联系,具有一定的可比性;喻体本身并无常形,声音、形貌、心思、事物等均可以充当喻体。

南宋陈骙所著《文则》是我国首部修辞学专著,在我国古代修辞学史上具有里程碑意义。书中全面总结了前人对隐喻的论述,代表了中国古代隐喻理论研究的最高水平。《文则》云:"《易》之有象,以尽其意,《诗》之有比,以达其情。文之作也,可无喻乎?"此处显然已经认识到隐喻在文作中的普遍运用;他还将譬喻分为十种类型:直喻、隐喻、类喻、诘喻、对喻、博喻、简喻、详喻、引喻和虚喻。对于这些类型,他不仅给出定义,进行了细致的描述,而且还举出前人著作中的例证,推导其中的规律。这是中国修辞学史上首次明确地提出"隐喻"的概念,并且指出隐喻是比喻的子类。对照《文则》和现代修辞学可以看出,《文则》中的隐喻思想已经与现代修辞学非常接近,只不过二者使用的术语有所不同。《文则》的诞生标志着现代修辞学已经初见端倪[19],在中国修辞史上的影响无异于西方的亚里士多德。

明清时期,学者们对隐喻的研究在前人基础上做了进一步的补充。明代学者徐元太收集和整理了历代典籍中对谐喻、譬喻、寓言等隐喻现象的相关论述,辑录成《喻林》。该著内容极为丰富,堪称中国古代隐喻研究之最。清朝学者唐彪细致区分了借喻和明喻,而吴佩芬则对比喻进行了细致的分类,包括以物喻者,以人喻者和以事喻者等三种类型。

(二) 中国近现代隐喻研究

近现代以来,学者们结合前人的研究成果,更为深入地开展对譬喻、借代、比兴、比拟等语言现象的探讨和研究,取得了丰硕的研究成果。

龙伯纯于 1905 年出版《文字发凡》。在借鉴陈骙隐喻研究成果的基础上,他深入探讨了譬喻法的定义、效果及其分类。他认为,譬喻是"恐本事本物不甚明白,而引他事物以显之也。"运用隐喻可以产生三种效果,分别是准确地表情达意、增加新知识和让人身心愉快[21]。他还重新划分了隐喻的类型,包括直喻、隐喻、类喻、提喻、换喻、讽喻等。

刘金弟 1908 年出版了《文法会通》。根据譬喻的结构和内容,即喻意和正意的关系,他将譬喻分为五大类别:①两句平对,或喻意在前,正意在后;抑或正意在前,喻意在后。如"富润屋,德润身。"②三层排比,前两层均为喻意,而后一层为正意。如"渊深而鱼生之,山深而兽往之,人富而仁义附焉。"③正意与喻意不相平对,喻意在正意前后均可。④喻意在文中自成一段,正意在其前后均可。⑤以喻意为正意者。如"赵衰,冬日之日也。赵盾,夏日之日也。"他强调譬喻的运用原则是"意贵浅俗,词贵雅训。"[22]也就是说,譬喻应该以浅显喻深奥,同时还要考虑用词的雅致,使隐喻兼具教化和审美的双重作用。

陈望道是我国最早中西结合研究修辞学的学者。1932 年,他出版了具有里程碑意义的《修辞学发凡》,成为中国现代修辞学正式建立的标志[23]。他认为,譬喻是指"思想的对象同另外的事物有了类似点,说话或写文章就用那另外的事物来比拟这思想的对象。"[2]与此同时,他还指出,譬喻的本质特点在于譬喻和被譬喻的两个事物应该具有一定的相似之处,但是二者在整体上又有着根本不同,这两个要点缺一不可[2]。对于隐喻和明喻的区别,他认为,与明喻相比,"隐喻是更进一层的譬喻"[2]。在表达意义上,构成明喻的两种事物是相类的关系,而构成隐喻的两种事物却是相合的关系;在表达形式上,明喻一般为"甲如同乙",而隐喻一般为"甲就是乙"[2]。陈望道还对比喻进行了较为科学的分类,将比喻分为明喻、隐喻和借喻三类,并指出其在表达上的异同。《修辞学发凡》对我国的隐喻研究思想产生了深远的影响,对隐喻理论的发展作出了巨大贡献。

（三）中国当代隐喻研究

20 世纪 90 年代以来,西方的认知语言学和隐喻认知理论被大量译介到我国,从而推动我国的隐喻研究进入快速发展时期。这一时期的隐喻研究主要集中在评介隐喻理论和隐喻认知理论研究两个方面。

1. 评介隐喻理论

林书武最早把西方的隐喻认知理论介绍到中国。他认为,目前隐喻研究的焦点是概念隐喻、概念整合理论、空间隐喻研究等,应该从认知的角度开展隐喻相关研究,并且主张隐喻研究要与语言的神经理论和文化人类学研究相结合[14]。

赵艳芳以书评的方式系统地介绍了认知语言学的经典著作《我们赖以生存的隐喻》,从而将概念隐喻理论介绍到国内。该理论认为,隐喻本质上是一种认知思维方式,主要包括结构隐喻、方位隐喻和实体隐喻三种类型[24]。

王寅指出,体验哲学是认知语言学的哲学基础。该理论主要包括三项基本原则:心智的体验性、认知的无意识性、思维的隐喻性。因此,体验哲学自然而然成为隐喻认知理论的哲学基础[25]。

2. 开展隐喻认知理论的相关研究

张沛在《隐喻的生命》中全面考察了隐喻的转换生成特性。他从真与假、隐与显等八个方面入手,说明隐喻具有辩证的转换生成本质。他指出,这种转换生成构成了隐喻的存在形式,与此同时,语言学、文学乃至生命等都在一定程度上呈现出转换生成的隐喻特性[26]。

耿占春的《隐喻》是我国第一部隐喻研究专著。他清楚地意识到隐喻认知的重要作用,并运用散文诗的语言深刻地论述了隐喻在哲学和诗学中的重要地位和作用[27]。

胡壮麟对韩礼德的隐喻观进行了评介,并就语法隐喻和隐喻与文体的关系展开研究。在他看来,语法隐喻主要表现为三种形式:以语法术语来隐喻现实世界、以语法结构来隐喻现实世界,以及以语法理论来隐喻现实世界[27]。他还出版了《认知隐喻学》一书,全面阐述隐喻学研究的概况。

束定芳出版了著作《隐喻学研究》,提出建立现代隐喻学的任务和目标。该书在描述和分析西方隐喻研究历史和现状的基础上,剖析和揭示了隐喻的本质特征、产生原因、理解过程、工作机制和功能等。该书是我国从认知角度研究隐喻的第一本专著[4]。

蓝纯在国外的隐喻认知理论的基础上,从认知角度分析真实语料,研究汉语中的空间隐喻现象[28]。他率先运用隐喻认知理论研究汉语语言现象,特别是基于语料库的定量研究,在研究方法上有了创新。

随着对西方隐喻理论的不断介绍和引进,我国学者对隐喻的相关研究取得了很大进展。很多学者已经开始运用各种现代语言学理论,对隐喻相关的深层次问题进行探讨和研究,如隐喻生成机制和运作机制、隐喻与抽象思维

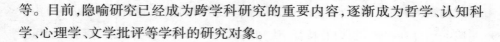

等。目前,隐喻研究已经成为跨学科研究的重要内容,逐渐成为哲学、认知科学、心理学、文学批评等学科的研究对象。

第三节　《黄帝内经》隐喻研究概况

《黄帝内经》是我国现存最早的医学典籍之一,是劳动人民长期与疾病做斗争的经验总结。书中提出许多重要的防病和治病原则,是中国传统医学的理论思想基础及精髓。作为中华民族的重要文化遗产,《黄帝内经》中充满了各种隐喻,充分体现了我国古代先哲和医家对生命科学的认知方式和思维方式。由于《黄帝内经》成书年代较为久远,文辞深奥难懂,很大程度上影响了读者对经文的理解。研究《黄帝内经》的隐喻现象将对理解和把握中医独特的文化现象和思维方式产生巨大的促进作用。

一、修辞学视角下的《黄帝内经》隐喻研究

隐喻是《黄帝内经》中使用频率较高的一种修辞格,许多学者对其表现形式、修辞功能等展开了研究。

班兆贤认为,《黄帝内经》中使用了大量比喻,充分发挥比喻的修辞作用,使深奥的中医学道理通俗化,抽象的理论形象化。借助比喻的修辞手法阐释中医的某些基本理论,能够使语言的表达更具有感染力,说理也更加充分,有助于帮助读者理解中医的基本原理[29]。

李照国指出,隐喻是《黄帝内经》中的一种常用修辞手法,用来阐明医理和医法,因为古人在探讨理论或表达思想时,常借助比喻的手法阐明事物的原理,揭示问题的本质。隐喻常以貌似判断句的形式出现,在表达上没有明喻那么直接[30]。

兰凤利将《黄帝内经》中的比喻分为明喻、暗喻和借喻。他指出,暗喻又称隐喻,在不借助比喻词的情况下可以把某物比拟成与它有相似关系的另一事物[31]。

二、认知语言学视角下的《黄帝内经》隐喻研究

(一)《黄帝内经》隐喻的特征和认知基础

近年来,学者们对于《黄帝内经》隐喻的相关研究经历了从修辞格到认知

方式的重大转变。很多学者从认知语言学的视角出发,论证《黄帝内经》中大量隐喻的存在,分析隐喻的特征、认知基础和哲学基础,揭示隐喻研究的重要意义。

贾春华等认为把握中医语言是研究和评判中医学的前提,可以利用概念隐喻理论中的相关概念和研究成果来分析中医语言。他们借鉴莱考夫的概念隐喻理论,系统研究中医语言和风、寒、湿、火、土等概念。他们认为,隐喻大量存在于中医基础理论之中,而且这些隐喻恰恰成为构建中医学基本理论的基础,因此研究中医语言中的隐喻现象非常重要,其意义不言而喻。他们还主张将认知语言学、心理学、逻辑学等学科结合起来,从不同的角度深入探讨中医病因病机的隐喻概念[32-34]。

刘臻和卢卫中结合认知语言学的概念隐喻理论分析《黄帝内经》中的脏腑隐喻和阴阳隐喻,并论述目标域与源域的映射关系。他们提出《黄帝内经》中出现大量的隐喻从侧面证明概念隐喻是人类的一种基本的认知、思维和概念化方式。《黄帝内经》使用朴素而又生动形象的隐喻来阐释医学道理,成为中医学诊断推理的基础。五行隐喻有助于医生对疾病的诊治,通过分析五行的生克关系,推断五脏病理,采取相应的治疗方法[35]。

谢菁等在分析《黄帝内经》中普遍存在的隐喻思维表达方式的基础上,指出隐喻是中医文化的基础,援物比类的思维模式中蕴含着丰富的隐喻思维,相似性是战争隐喻构建的认知基础,而体验性则是其哲学基础。她认为,古人在天人合一思想的指导下,在身体体验的基础上将自然界中的诸多具体概念以隐喻的形式跨域运用到中医病因学领域,逐渐转变成中医学的抽象概念[36-37]。

刘惠金从隐喻认知的角度探讨了中医理论中众多"火"的概念内涵、关系和不同"火证"的治法治则。他认为中医学理论是在身体经验感知的基础上形成的,中医病因概念都是人们应用自然界中的"原型"概念跨域形成的[38]。

谷浩荣等从认知隐喻的视角出发,较为全面地考察了中医藏象学说。他认为,五行藏象体系是一个典型的概念隐喻系统,该系统的构建基础是人类的经验和体验。五行与五脏两个范畴域在经验基础之上建立相似关系,古人从五行的体验中得到认知结论,然后映射到五脏,从而实现对五脏的认知[39]。

(二)《黄帝内经》隐喻的分类和功能

许多学者根据始源域的不同将《黄帝内经》中的隐喻现象分成多种类型,

并探讨了隐喻的功能,论证了隐喻与中国文化的关系。

谢菁和贾春华将《黄帝内经》中的隐喻现象分为自然型、社会型、哲学型等类型。他们认为,古代医家大量运用隐喻的手法,借助自然界、人类社会和哲学思想中各种已知的范畴或概念去认知生命现象、构建中医理论体系,逐渐形成独具特色的中医隐喻语言,对中医学概念的形成、中医理论术语和模型的创建、中医理论体系的构建起到非常重要的促进作用[36]。

屠金莉分析了《黄帝内经》中的隐喻现象,并根据不同始源域把隐喻分成八种类型:阴阳隐喻、五行隐喻、气隐喻、自然隐喻、政治隐喻、战争隐喻、建筑隐喻和物体隐喻。她认为中医语言是一种以隐喻认知为基础的语言,运用隐喻可以帮助人们认识和理解人体、疾病、诊疗等目标域中的抽象认知概念[40]。

贾春华将认知语言学、心理学和逻辑学等学科知识相结合,用于研究中医五行学说中的概念隐喻,并在此基础上分析中医藏象、病机、治法、五色、五味、五时、五方等基本理论和概念[41]。

杨晓媛等从隐喻认知的角度探讨中医脾胃治则的来源。她借助与土壤相关的古代文献中的语料开展研究,从隐喻认知的角度揭示中医脾胃治则的来源,并提出古人对“土”的隐喻认知是中医脾胃治则的形成基础[42]。

肖建喜等全面分析针灸学建构的理论基础,如阴阳学说、五行学说、藏象学说、精气学说等,认为隐喻从根本上建构了针灸学经典理论体系。经穴命名中的隐喻思维体现了认知与修辞的双重功用,认知求真,修辞求美,因此经穴名称是真与美的结合[43]。

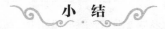

小　结

隐喻就是人们在类比和创造相似性联想的基础上,从一个认知域到另一个认知域的映射过程,这样就可以通过具体的、熟悉的概念和事物来描述、理解和认知抽象的、未知的概念和事物,从而更好地帮助人们认识人类自身及周围世界。隐喻不仅是一种常见的语言现象(即修辞手法),更是人们认知世界的重要方式之一,是人们理解和认识周围世界的基本方式。语言中的隐喻是在隐喻性的思维过程中产生的,反映了人脑对于周围世界的认识方式。人类的世界观是通过隐喻的形式在各种语言活动中体现出来的。

西方的隐喻研究具有悠久的历史,而且形成了较为完整的体系。亚里士多德的隐喻观对西方隐喻研究产生了深刻而全面的影响。从研究的范围和方法来看,国外对于隐喻的研究大致经历了修辞学研究、语义学研究和认知研究三个阶段。20世纪70年代以来,隐喻研究呈现出多学科交叉研究的趋势。学者们在认知心理学的基础上,结合哲学、语用学、符号学、现象学、阐释学等多个学科从不同角度、不同层次对隐喻开展了大量研究。隐喻研究逐渐实现了从修辞向认知的转变,并在世界范围内掀起了隐喻研究的热潮。

我国的隐喻研究同样具有非常悠久的历史。不过,中国古代典籍并未对隐喻作出明确界定,也并未形成系统的理论体系。尽管如此,隐喻相关研究大量出现在中国古典诗学、美学乃至哲学研究中,深入地探讨了隐喻的特性和功能。中国古代的隐喻研究经历了一个由自发到自觉、由零散到系统的发展过程。近现代学者们深入地探讨譬喻、借代、比兴、比拟等语言现象,并取得丰硕成果。20世纪90年代以来,我国学者大量地评介隐喻理论,开展隐喻认知理论研究。学者们结合语义学、语用学、认知语言学等现代语言学理论,探讨隐喻的生成机制和运作机制、隐喻与抽象思维等深层次问题,从而使隐喻研究步入全新的时代。

近年来,针对《黄帝内经》隐喻的研究经历了从修辞格到概念认知的重大转变。学者们从认知语言学的视角出发,论证《黄帝内经》中大量隐喻的存在,分析隐喻的特征、认知基础和哲学基础,揭示隐喻研究的重要意义,并根据不同始源域对《黄帝内经》中的隐喻现象进行分类,论证了隐喻和中国文化的关系,并探讨隐喻的功能。但是,《黄帝内经》中隐喻的形成机制、运作机制、功能价值等方面的研究尚存在很大不足,有待进一步开展研究,以期更为全面深刻地把握《黄帝内经》中的隐喻,准确理解其精髓,发挥对中医学研究的指导作用。

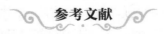

参考文献

[1] 唐彪.读书作文谱[M].长沙:岳麓书社,1989.

[2] 陈望道.修辞学发凡[M].新2版上海:上海教育出版社,1997.

[3] 束定芳.论隐喻与明喻的结构及认知特点[J].外语教学与研究(外国语文双月刊),2003,35(2):102-107.

[4] 束定芳.隐喻学研究[M].上海:上海外语教育出版社,2000.

[5] 亚里士多德. 修辞学[M]. 罗念生, 译. 北京:生活·读书·新知三联书店, 1991.

[6] Lakoff G, Johnson M. *Metaphors We Live By*[M]. Chicago: University of Chicago Press, 1980.

[7] Lakoff G. *Women, Fire, and Dangerous Things: What Categories Reveal about the Mind*[M]. Chicago: The University of Chicago Press, 1987.

[8] Aristotle. *Rhetoric and Poetics*[M]. New York: The Modern Library, 1954.

[9] I A Richards. *The Philosophy of Rhetoric*[M]. New York: Oxford University Press, 1965.

[10] 郑银芳. 隐喻理论及其发展[J]. 外国语文, 2009, 25(6):33.

[11] 束定芳. 试论现代隐喻学的研究目标、方法和任务[J]. 外国语, 1996(2):9-16.

[12] 亚里士多德. 诗学[M]. 罗念生, 译. 北京:中国戏剧出版社, 1986.

[13] Wardman A E, Creed J L. *The philosophy of Aristotle*[M]. London: The New English Library Ltd, 1963.

[14] 林书武. 隐喻研究的基本现状, 焦点及趋势[J]. 外国语, 2002(2):38-46.

[15] Hamilton E, Cairns H. *The Collected Dialogues of Plato*[M]. Princeton: Princeton University Press, 1961.

[16] 王松鹤. 隐喻的多维研究[D]. 上海:上海外国语大学, 2009.

[17] 刘正光. Fauconnier 的概念合成理论:阐释与质疑[J]. 外语与外语教学, 2002(10):8-13.

[18] 汪少华. 合成空间理论对隐喻的阐释力[J]. 外国语, 2001(3):37-44.

[19] 刁生虎. 中国古代隐喻研究述论[J]. 河南科技大学学报(社会科学版), 2006, 24(5):49.

[20] 冯广艺. 汉语比喻研究史[M]. 武汉:湖北教育出版社, 2002.

[21] 陈家旭. 英汉隐喻认知对比研究[D]. 上海:华东师范大学, 2004.

[22] 刘金弟. 文法会通[M]. 上海:中国图书公司, 1908.

[23] 袁晖, 宗廷虎. 汉语修辞学史[M]. 太原:山西人民出版社, 1995.

[24] 张全生. 中国隐喻研究十年综述[J]. 新疆师范大学学报(哲学社会科学版), 2004(3):173-176.

[25] 王寅. 认知语言学的哲学基础:体验哲学[J]. 外语教学与研究, 2002, 34(2):82-89.

[26] 张沛. 隐喻的生命[M]. 北京:北京大学出版社, 2004.

[27] 张蓊荟. 认知视域下英文小说汉译中隐喻翻译的模式及评估[M]. 北京:中国文联出版社, 2009.

[28] 蓝纯. 从认知角度看汉语的空间隐喻[J]. 外语教学与研究, 1999(4):7-15.

[29] 班兆贤.《内经》修辞研究——比喻、对偶及排比[J]. 山东中医学院学报, 1985, 9(3):

26-27.

[30] 李照国.《黄帝内经》的修辞特点及其英译研究[J]. 中国翻译,2011(5):71-75.

[31] 兰凤利.《黄帝内经素问》翻译实例分析[J]. 中国翻译,2004,25(4):75-78.

[32] 贾春华. 中医理论思辨录[J]. 北京中医药大学学报,2010,33(7):441-443.

[33] 贾春华. 认知科学背景下的中医病因病机的概念隐喻研究[J]. 中国医药导刊,2008,10(8):1141-1143.

[34] 贾春华,谷浩荣,郭谱. 中医语言的吁请——认知语言学视域下的中医病因病机语言隐喻特征分析[J]. 中华中医药学刊,2012,30(8):1713-1714.

[35] 刘臻,卢卫中.《黄帝内经》中的概念隐喻[J]. 齐鲁师范学院学报,2013,28(1):123-126.

[36] 谢菁,贾春华.《黄帝内经》隐喻语言的类型与功能[J]. 中医药学报,2011,39(1):1-4.

[37] 谢菁,谷浩荣,贾春华. 基于认知的"中风病"病因病机概念隐喻研究[J]. 世界科学技术(中医药现代化),2012,14(5):2100-2104.

[38] 刘惠金,贾春华. 从隐喻认知角度探究中医之"火"的概念内涵[J]. 世界科学技术(中医药现代化),2012,14(5):2087-2091.

[39] 谷浩荣,贾春华,谢菁. 基于概念隐喻理论的中医藏象学说考察[J]. 世界科学技术(中医药现代化),2012,14(5):2092-2095.

[40] 屠金莉.《黄帝内经》的中医隐喻认知研究[D]. 天津:南开大学,2008.

[41] 贾春华. 具身心智视域下的中医五行概念隐喻的认知心理语言逻辑研究方案[J]. 世界中医药,2013,8(1):91-95.

[42] 杨晓媛,贾春华. 基于隐喻认知的中医脾胃治则研究[J]. 世界科学技术(中医药现代化),2012,14(5):2096-2099.

[43] 肖建喜,许能贵,易玮. 论经穴命名中隐喻思维的应用[J]. 长春中医药大学学报,2011,17(5):697-699.

第二章

《黄帝内经素问》隐喻的形成与表现

　　《黄帝内经素问》中的隐喻语言在中医基本概念的形成过程中发挥出不可忽视的作用，为中医概念的表达提供了恰当的语言形式，更重要的是通过隐喻达到了认知的目的。《黄帝内经素问》成书时期，人们的科学水平和认识方法有限，语言也相对贫乏，不得不采用"以物度己"的隐喻方式，发挥丰富的想象力，通过相似性的心理联想，寻找概念之间存在的内在联系，借助更为熟悉的自然界事物和现象来认识人体。因此，古代医家们选择隐喻来表达抽象的医理。

　　《黄帝内经素问》隐喻具有特定的形成机制。取象比类是中医学的核心方法论。在中医学基本概念的形成和发展过程中，一直贯穿着"观物—取象—比类—体道"四个环节，体现着"象—比—喻"的思维方式。《黄帝内经素问》隐喻体系应该是在连贯性的取象比类思维模式的基础上形成的。中医学本身就是在语言化和隐喻化的过程逐渐形成的，可以称得上是一种语言医学体系。

　　《黄帝内经素问》中出现了大量的隐喻，使这部中医经典著作表现出强烈的形象性、诗意性和艺术性，具有明显的语义特征和典型的中国文化特征。《黄帝内经素问》借助隐喻的认知方式建构了中医学的基础范畴和核心概念，为中医理论的表达提供了合适的语言表达方式。

　　下面将具体讨论《黄帝内经素问》隐喻的产生原因、形成机制、特征和功能。

第一节　《黄帝内经素问》隐喻的产生原因

　　《黄帝内经素问》是我国现存最早的医学典籍，是劳动人民长期与疾病做斗争的经验总结。《黄帝内经素问》中出现了大量隐喻，充分体现了我国古代先哲和医家对生命科学的认知方式和思维方式。隐喻不仅是一种语言现象，更是人类认知和建构世界的一种思维方式。《黄帝内经素问》中大量隐喻的使用有其认知原因、心理原因和语言原因。

一、认知原因

隐喻不仅是传统修辞学所认为的一种修辞手法，更是一种思维方式和认知方式。莱考夫和约翰逊认为，隐喻是我们赖以生存的手段，充斥在人们的日常生活中[1]。他们提出的"隐喻认知观"实现了隐喻研究的认知转向，至今仍有很大影响。可以说，认知原因是隐喻产生的重要原因之一。在认知过程中，由于受到科学水平及认知方法的局限，经常需要借助隐喻来表达抽象的概念。随着认知水平的不断发展和提高，人们会经历从根隐喻（未意识到本体和喻体的差别，认为本体就是喻体）到新隐喻（意识到本体和喻体并非一回事）再到明喻（清楚本体和喻体的异同）的发展过程。格特鲁德·巴克曾用一个生动的例子说明隐喻的发展阶段："牙齿就是珍珠——珍珠般的牙齿——她的牙齿像珍珠一样。"[2]第一阶段，人们把完全不同的两种事物视为同一，即尚未对牙齿和珍珠的差别进行区分，认为"牙齿就是珍珠"（Teeth are pearls）；第二阶段，人们感觉到两个事物之间存在的差异，即已经意识到珍珠和牙齿是不同的事物，于是出现了"珍珠般的牙齿"（pearly teeth）之类的说法；第三阶段，人们不但发现了两种事物的区别，还意识到二者之间的联系，即相似性，并使用"好像""仿佛""犹如"（as，like）等词语来表达这种联系，即清楚地分辨了牙齿和珍珠，认知更为全面细致，于是出现这样的表达："她的牙齿像珍珠一样"（Her teeth are like pearls）。虽然第一阶段（根隐喻）反映出人们的认知水平并不完善，但也说明隐喻已经作为一种思维方式进入人们的日常生活中。这正符合莱考夫和约翰逊关于"隐喻是人们赖以生存的方式和手段"[1]的说法。

在《黄帝内经》时代，限于当时的科学水平及认知方法，先民们需要利用隐喻的方式表达许多抽象的医理，借助人们更为熟悉的自然界事物和现象来认识人类自身，即所谓的"以物度己""远取诸物"。先民们就是通过"取象天地，效法万物"的隐喻方式来认识世界。

以阴阳和五行等范畴为例，它们最初都来自于先民们日常生活中的真实体验，是人们对外部世界的认识不断加深的结果。在不断抽象的思维过程中，阴阳范畴逐渐被用于解释所有事物相互对立统一的两面,五行范畴被用于解释世界所有事物之间的相互联系。从认知科学的角度来看,阴阳和五行范畴的运用十分广泛,是古人对周围世界的一切事物进行分类和组织的心理表征方式。人们将阴阳和五行范畴所蕴涵的意象图式结构投射到人体生理构造、生理功能和病理机制等抽象的认知域,从而形成了独具特色的中医隐喻语言,构建了中医学的阴阳和五行理论。这两个理论将人体各种复杂的生理、病理现象全部归于其中,使人们能够执简驭繁地描述和阐释人体的构造、生理功能、疾病现象等,同时也将人体视为一个有机整体。中医学的阴阳和五行理论具有丰富的科学内涵,充分反映了古代医家对人体生命科学和疾病规律的认知方式和分类方法,对于建构中医抽象概念、执简驭繁地理解和运用中医理论起到非常重要的作用。

世界上的许多传统医学和最初的西医学,在很大程度上都是借助隐喻的思维方法进行建构的。尽管中医学在理论上与这些医学不尽相同,但是同样能够起到治病救人的效果。令人遗憾的是,很多传统医学已经消失,但是中医学依然屹立在世界的东方。这与"天人合一"思想指导下的中医学隐喻思维密不可分,当然也离不开对中华文化的强烈认同和坚守。良好的临床疗效是中医学生存和不断发展的根本保证,如果缺乏这一点,中医学只能被视为一种文化,而不能成为一门医学。

二、心理原因

认知因素反映的是人类共同的认知过程和方式,而心理原因反映人脑内部与外部世界的相互作用。相似性是隐喻产生的基础,隐喻的产生在认知心理学中相当于一个模式识别的过程,即人脑中首先存在对模型或原型的记忆,然后将刺激物和模型或原型作对比,观察二者是否匹配,最后得出结论。心理学研究发现,在通常情况下,人们总是借助熟悉的、已知的、具体的事物来思考和认识陌生的、未知的、抽象的事物。这样,人们在认识陌生的、未知的、抽象的事物时,往往会因为熟悉的、已知的、具体的事物的帮助而产生"轻车熟路"的感觉,从而在心理上感到轻松自在[3]。张沛也表达了类似的观点。在他看来,隐喻实际上是人们表达情感的一种必然需要,因为隐喻在本质上倾向于寻找不同感觉、经验和认识领域之间存在的相似之处,以便产生一种"似曾相识"的心理感觉[4]。另一方面,由于隐喻能够产生某种亲和力,能够化异为同,所以能够让接受者自然地形成一种非常强烈的认同感。

中医学基础理论在很大程度上是通过隐喻的方式构建而成。一方面,在《黄帝内经》产生的时代,思维和语言相对"贫困",所以古代医家们"无奈"地选择了隐喻这种思维方式,表达对人体生命科学和疾病规律的认知。另一方面,隐喻的思维方式可以帮助人们产生轻松自在的心理和"似曾相识"的感觉,从而产生强烈的共鸣和认同感,因此对于古代医家们来说,隐喻是一种较为理想的选择。

《黄帝内经》时代的医家们选择隐喻的思维方式建构中医学经典理论,可以说,在当时的历史条件下,这是唯一而且较为理想的选择。

三、语言原因

隐喻首先表现为一种语言现象,是语言自身发展的结果。对于隐喻产生的语言原因,莫伊(Mooij)指出,尽管语言中标准词汇的使用范围非常广泛,但也不可能包括外部世界和人类大脑中的所有情景。在谈论新的经历和情景时,如果没有现成的词语,就必须借用原有的词汇和词汇关系来替代。在此过程中,如果出现了某种误解,人们可以通过隐喻等语言手段予以消除[5]。束定芳也有相似的看法,如果现有词汇中缺乏合适的词语来表达某一特定概念或者新概念时,人们通常会借用已有的词语来表达新的概念。这种借用导致的一个突出结果是,语言中往往会出现大量的隐喻性词汇,即具有隐喻意义的词语[5]。他还认为,"从一般的大众心理角度来看,隐喻和相关语言机制的使用与'求新''求异'等有关。"[6]赵维森提出,隐喻产生的原因在于语言使用的经济性。虽然思维的经济性与隐喻没有什么直接联系,但隐喻是实现思维的经济性的主要方式之一,思维的经济性在很大程度上促进了隐喻的产生。思维和语言之间存在互为因果的内在联系,因此语言使用的经济性是思维的经济原则最典型、最充分的体现[7]。正是由于语言在其结构的不同层面上均具有隐喻性,有限形式的语言才能够得到无限应用。从语言发展的角度来看,交际表达的需要是语言发展的内部动力。如果现有词汇中缺乏合适的词来表达特定概念或者新概念,人们通常会借用现成的词语或表达方式[8]。但是人们的表达又受到语言的有限性和人的自然惰性的双重限制，因此人们在交际过程中往往倾向于选择双方都熟悉的语言。在力求便捷和希望表达复杂概念的矛盾作用下，语言得到不断发展，隐喻就是这种发展的最明显产物。

《黄帝内经》时代的先民们遵循"以己度物"的隐喻的思维和认知方式，通过具体的、熟悉的意象给万事万物命名[9]。因为当时的语言非常贫乏，已有词汇中缺乏合适的词语来表达特定概念或者新概念，人们只能借用现成的词语或表达方式。由于当时的人们还不太了解自己的身体，所谓"以己度物"，也不过是将表达人身体部位的名称直接用于表达其他事物，于是便产生了"桌腿""山脊"等说法。在认识人体、阐释人体的构造、生理功能、疾病现象时，由于缺乏相关的词语与表达，先民们不得不采用"以物度己"，即"远取诸物"的隐喻方式，来满足当时语言贫乏条件下的表达需要，于是《黄帝内经》中出现了大量的隐喻。"远取诸物"的隐喻思维方式广泛地应用于中医学核心概念的命名上，如原本用于表示仓库、宫、府的"藏府"被用来表达人体器官，原本用于表示自然现象的"经络"被用来指代人体生命通道，原本用于表示生活用具的"权衡规矩"被用来形容四季脉象，原本用于表示古代官制的"君臣佐使"被用于说明制方原则等。

第二节 《黄帝内经素问》隐喻的形成机制

一、隐喻与取象比类

取象比类是中医学的一种基本思维方法，是中医理论建构的基本方法，甚至可以称为"中国式隐喻"的认知模式[10]。这种认知方式在中医理论的形成过程中起着非常特殊的作用，是中医学核心概念和理论的形成基础，对中医临床发展乃至整个中医学体系的构建起到了重要作用。《易传·系辞》云："引而伸之，触类而长之，天下之能事毕矣。"人类的思维具有推衍与发挥的特性，因此在获得对某种事物的相关知识后，可以用于认识其他事物，触类旁通，从而逐渐去认知整个世界。这种引而伸之，触类以长的思维模式是中医认知的主要途径。在认知世界和人体的过程中，由于无法清晰地界定某些事物，也不能运用抽象的语言进行表达，因此只能通过对已知事物的认知来表达有待认知的新事物和新经验[11]。这也就是"援物比类"的认知方式。通过援引其他事物来说明同类事物,可以"化之冥冥",达到掌握变化于冥冥莫测的境地。

取象比类就是以"象"为工具,通过类比、象征等方式,用感性、形象和直观的概念或符号表达抽象客体的思维方法。从本质上讲,比类就是一种隐喻的认知方式。隐喻的前提是概念,而比类的前提则是取象。"象"是肉眼能够看见或虽然肉眼无法看见却能够被感知的物象。取象就是"从事物的形象或形态、作用、性质中找出能反映本质的特征[12]"。"取象"是为了"比类",也就是根据已知事物与未知事物在某些方面存在的相似性,推导可能存在的其他方面的相似性。

早在《周易·系辞下》中就出现了有关取象比类的记载。古人非常注重观察自然界中的"天""地""鸟兽之文与地之宜""身""物",并在这些感性观察的基础上进行理性类比,于是"始作八卦",由此开始演绎历史悠久的中国传统文化和文明。《黄帝内经》继承和发展了《周易》取象比类的方法,其中出现的大量隐喻性语言充分印证了取象比类这一隐喻思维方式的存在。例如,《素问·阴阳应象大论》云:"阴阳者,血气之男女也;左右者,阴阳之道路也。"此句中,"男女"性别用来隐喻血气运动方式的相反属性,而"左右"用来隐喻阴阳的运动轨迹。《素问·脉要精微论》云:"四变之动,脉与之上下,以春应中规,夏应中矩,秋应中衡,冬应中权。"句中提到了四种工具:规、矩、衡、权。规原本用于来画圆形,此处用来隐喻春脉的圆利流畅;矩原本用于画方形,此处用来隐喻夏脉的洪大方正;衡原本指秤杆,此处用来隐喻脉的微浮轻平;权原本指秤锤,此处用来隐喻冬脉的沉潜下垂。取象的范围很广,不仅包括具体的物象或事象,还包括事物之间相同或相似的功能关系、动态属性等。这些生动形象的描述都是取象比类在《黄帝内经素问》中的具体运用,体现了中医语言"无譬则不能言"的特点。

《黄帝内经》进一步发挥和推广了《周易》中运用的取象比类方法,广泛用于认知和阐释人体的生理和病理。具体来说,《黄帝内经》在比附人体与自然现象的基础上,利用易学对自然界的阴阳关系及五行生克关系的认知来阐释人体复杂的生理现象和病理变化,从而形成了以"整体观念"和"阴阳五行"为核心的理论脉络。取象比类是中医学的认知方式,也是其语言特征。例如五行就是用自然界的五种基本物质之"象"比类人体之"象"。通过取象比类的认知方式,人们将对自然界的有限认识不断跨域投射到宇宙万物之上,在此基础上逐渐创立起天人相应、人体各部分相合相应的理论体系。由此可见,《黄帝内经》与《周易》一脉相承,都是在中国传统哲学的意象思维方式的基础上进行理论构建。"意象"是指对同类事物的共性信息的抽象与概括,是在对表象进行概括基础上形成的理性形象,是事物表象与主体对其深层理解的有机统一。意象思维既可以通过形象的概念和符号帮助理解和把握对象世界的抽象意义,又能够以较为直观的类比推理的方式去认识对象世界之间的各种联系。中国古代医家继承和推广了这种意象思维,并将其演化成中医学重要的认知方法——取象比类。

综上所述,取象比类本质上就是一种隐喻的认知方式。"取象"的过程就是通过观察事物的表象来发现事物之间的相似性,从而不断地将感性认识上升到理性认识;而"比类"的过程则是一种由此及彼、由点及面的认知跨越。比类的前提是进行比类的事物之间表现出的相似性,即象。在比类过程中,相似性的来源之处是始源域(即用来认识其他事物的事物),要比类的事物是目标域,而相似性则是两个比类事物的联系纽带。因此,可以把中医的取象比类看作一种隐喻认知模式,这就为从现代认知隐喻理论的视角研究取象比类提供了可行性。中医学中的隐喻表现出非常明显的中国传统文化特征。正如陈骙在《文则·丙》所云:"《易》之有象,以尽其意;《诗》之有比,以达其情;文之作也,可无喻乎?"其中明确地提出中国传统隐喻研究的三个主要方面:象、比、喻。换句话说,隐喻既是一种无形的思维过程,又是一种有形的语言形式。

二、隐喻的形成机制

取象比类是中医学的核心方法。《易传》认为其整个过程包括观物、取象、比类、体道四个环节。观物是一个直接感受过程,取象是一种思维方式,观物取象是一个认识再创造的过程,通过对自然的观察研磨,获得概括的艺术形式。这也正是《黄帝内经素问》隐喻的形成机制。

(一) 观物

"观"是对外界物象的直接观察和感受,"物"指的是外界的物象,"观物"就是直接观察和感受客观世界中存在的事物或现象。观物是取象比类的前提条件。作为人类思维的"象"并非一直存在,而是需要人脑在观察客观事物的基础上不断进行类比和提炼。因此,首先要"观物",然后才能"取象"。通过观物,人们获得对事物或现象的初步印象或感觉,并在头脑中保存记忆,在某些条件的刺激下可以利用这些印象或感觉取象比类。

(二) 取象

"取"是对外界的物象在"观"的基础上进行概括、提炼及创造,"象"则是对所观物象的再现,它不仅指自然万物的外在形态,更注重于表现其内在特征。"取象"就是通过不断地观察和感知自然界中客观存在的事物或现象,在此基础上,不断地总结和提炼事物或现象的内在"意象"。吉文辉也认为,取象是在长期观察自然物象的基础上,通过抽象的思维活动综合分析观察到的物象,从而归纳事物的本质,发现事物之间的共性,并通过特定的形象对其进行标识[13]。取象包括两种:"取物象"和"取意象"。也就是说,取象不仅包括事物的表象,而且包括"特定事物的内涵属性、内部结构、实体与表象的关系,事物本身与其外界各事物的联系和制约关系等。"[14]由此可见,取象的范围并没有限制,既可以是具体的物象、事象,也可以是功能、关系、动态之"象"。静态之"象"逐渐发展到动态之"象",原本无序的世界变得井然有序,人体与宇宙的关系也变得更为协调自然。这也正是中国传统哲学的精髓所在。例如,《素问·风论》云:"风者善行而数变。"自然界的风具有"善行而数变"的特点,此处用于隐喻游走、多变的风邪。《黄帝内经素问》还将人体中血液的循行与河道中水的流动联系起来,用经络来表达人体生命的通道。

"象"既可以是抽象的,也可以是具体的。例如,卦象就是一种相对抽象的象,是从诸多具体事物中抽象总结出来的普遍共性,能够用于阐释和指导世间万物。相比之下,脉象就相对具体。由于脉比较难以捉摸,为了认识脉象,古人便将脉隐喻为熟悉的具体事物或者生活场景。具体的脉是想要认识的事物,是目标域,而隐喻的熟悉事物就是源域。例如,弦脉之脉象"端直以长,如按琴弦",弦脉脉形端直而长,指下挺然,就像抚按琴弦产生的感觉。

(三) 比类

比类是指对需要认知的事物与已经提取的"象"进行比较和类比,尽可能地发现二者之间存在的某些相似性,继而将对已知"象"的相关认知转移和迁徙到有待认知的事物上,从而获得对该事物的功能或属性的认知[15]。《素问·示从容论》多处对比类的作用进行了论述。例如,"及于比类,通合道理"

"援物比类,化之冥冥""明引比类、从容,是以名曰诊经,是谓至道也"。比类能够使人贯通融会医学道理,能够使人随机应变,在冥冥莫测之中掌握疾病的变化,是至真至确的道理所在。中国古代强调天人合一,《黄帝内经素问》也反复强调习医者不仅需要"中知人事",更需要"上知天文,下知地理"(《素问·气交变大论》《素问·著至教论》)。比类不仅表现在中医学领域,而且表现在人类生活的各个方面,既包括天文地理,也包括政治军事等。

所谓"比",必然会涉及两个或两个以上的参与对象。《黄帝内经》的研究对象是人体的生理现象和病理变化,疾病的诊断、治疗和预防,以及养生保健等。因此,人体本身必然是"比"的参与对象之一,而"比"的另一参与对象应该是人体之外的宇宙万物。从中医学的角度来说,取象比类是对人体和宇宙万物进行认知的重要方式之一,通过比较和归类人体的生理和病理现象与宇宙万物的属性和特点,帮助人们不断加深对人体的生理和病理规律的认识。

以藏象学说的建构为例。藏象学说的核心是脏腑,古人对脏腑的认知基础是古代朴素的解剖学知识。在长期观察人体生理病理现象的基础上,古人不断开展医疗实践,基于"有诸内,必形诸外"的观察研究方法,将人体的脏腑比类于上古王制下的仓储制度,逐渐形成对脏腑的认知[15]。因此可以说,藏象是脏腑的表象与认知主体对脏腑深层理解的辩证统一。藏象学说的建构经历了三个阶段:实体阶段、功能阶段、藏象理论体系的形成阶段。在藏象学说的建构过程中,比类具有非常重要的作用。通过比类,古代医家将已有的解剖学知识、对生命现象的长期观察和反复的医疗实践有机结合起来,在很大程度上保证和提高了藏象学说的合理性和说服力。

(四)体道

体道是取象比类的最后环节,也是最重要的环节。所谓"体道",就是通过"喻"的方式开展上述的比较和类比,从而发现事物的规律。体道主要体现在取象命名、指导医疗实践和获取新知等三个方面。

取象命名是指利用取象比类的隐喻思维方式命名中医学的核心概念,从而建构中医学理论体系。取象比类的隐喻方法广泛地运用于中医学核心概念的命名和形成上。这一点在《黄帝内经素问》中表现得非常突出,具体表现在以下方面:从自然现象的角度取象命名,例如以"气"表达"体内流动的精微物质"，以"经络"表达人体生命的通道；从社会生活的角度取象命名，例如以"藏府"（仓库、宫、府）表达人体的五脏六腑；从日常生活工具的角度取象命名，例如以"权衡规矩"描述四季脉象；从政治生活（古代官制）的角度取象命名，例如以"君臣佐使"来表达方剂配伍组成的基本原则。

指导医疗实践是指古代医家借助"有诸内者，必形诸外"的认知方式，"司外揣内，司内揣外"，以象测藏，为辨证施治做好准备。中医学认为，人体是一个有机整体，根据内外相袭的整体性规律，人体内的任何脏腑变化必然会在体表显露出一定的征象。朱震亨云："欲知其内者，当以观乎外；诊于外者，斯以知其内，盖有诸内者必形诸外[16]。"中医的诊疗过程，就是医家通过望闻问切的方式获取患者的各种资料和病理信息，在此基础上对疾病做出诊断，并判断疾病所属的证型，然后对证下药，治疗疾病。简言之，就是在辨病的基础上实施"辨证论治"。中医诊疗过程中的所谓"司揣"，既是对"形诸外"进行"诊"查、度量揣测的过程，又是通过必需的诊断手段，对"有诸内"进行外化，以确定病因的过程，其具体方法不外"望、问、闻、切"。通过对"必形诸外"的表象"司揣"，不仅能推断人体内部的情况，而且，通过对"有诸内"的"司揣"还可使人体内部的变化反映于躯体外部，确定病变的部位之所在。

隐喻的思维方式一直指导着中医学辨证论治的整个过程。以"不寐，肝郁化火"为例，其症状主要为舌红、苔黄，脉弦而数，不寐，性情急躁易怒，不思饮食，口渴喜饮，目赤口苦，小便黄赤，大便秘结[17]。不难看出，"火"在以上症状中表现得尤为明显。火性炎上，累及口、舌、目，可见口渴喜饮、舌红苔黄、目赤口苦等；扰下则小便黄赤，大便秘结等；而且，此火为肝火，往往导致患者性情急躁易怒，脉弦而数。对于临床经验丰富的医家来说，在诊疗此类患者时，自然地会将"肝火"与上述症状联系起来，并做出诊断"不寐，肝郁化火"，据此可以对症下药，给予一定的方药进行治疗。在此例中，"火"是核心隐喻，说明患者的各种病理现象之间的内在联系。

再以失眠为例。与较为单一的西医诊疗思路和方法不同，中医诊治失眠是运用隐喻的思维方式，采用辨证论治的方法，将失眠与患者的各种病理表现、生活环境、行为方式乃至个性情感等联系起来。除了上述的"肝郁化火"外，还划分为众多不同的证型，如心肝气虚、心脾两虚、阴虚火旺、痰热内扰等，在此基础上拟定个性化的治疗方案，实施方药治疗。由此看来，隐喻揭示了疾病与临床病理表现之间的联系，是一种比较精确的思维，可以有效地指导医家开展临床实践。

获得新知是指根据已获取的"象"推测未知的领域，从而推动中医学不断取得新的发展和进步。"科学隐喻能够产生重要的科学发现，甚至可能引发科学革命。隐喻化的本质是发散性和创造性，科学家使用隐喻主要为了理论创新[18]。"取象比类的隐喻思维方式不仅是中医基本理论体系的重要构建基础，而且一直指导着中医学的诊疗实践，有效地促进中医不断向前发展。古代医家创造性地运用取象比类的隐喻思维创立了诸多行之有效的治疗方法，如提壶揭盖法、增水行舟法、逆流挽舟法、扬汤止沸法、釜底抽薪法、畜鱼置介法、引火归元法、滋水涵木法等。这些方法在中医临床中发挥了非常重要的作用，对于中医学的发展起到了很大的促进作用。

取象比类是中医学的核心方法论。在中医学基本概念的形成、医理阐述和临床发展过程中，"观物—取象—比类—体道"四大环节贯穿始终，"象—比—喻"的思维方式也得到充分体现，最终形成了包含着复杂隐喻体系的中医学语言。因此可以说，中医学本身就是在语言化和隐喻化的过程逐渐形成的，可以称得上是一种语言医学体系。认真研究和解读《黄帝内经素问》中的隐喻将对继承与发展中医学起到重要的促进作用。

三、连贯性的取象比类思维模式

取象比类的认知活动有一个具体的认知过程，古人将其概括为"应象"。《黄帝内经素问》中共有两处提到"应象"：一处是在《素问·阴阳应象大论》的篇名中；另一处是在《素问·宣明五气》中，"五脉应象：肝脉弦，心脉钩，脾脉代，肺脉毛，肾脉石，是谓五脏之脉。""应"的意思为"响应，对应"，指相互比较的两种事物之间在属性或规律上相吻合或具有相似之处。"取"的对象是人体外部的宇宙万物呈现出的"物象"，"比"的对象是人体的生理和病理"现象"。"应象"就是对"物象"和"现象"进行类比推理而得出结论的思维过程。只有"物象"和"现象"相应，而且需要达到"阴阳表里上下雌雄相输应"的标准（《素问·著至教论》），才能认为是一次成功的取象比类，得出的结论才会有意义。

在运用取象比类的隐喻思维解决问题时，通常并不能一次性地完成"先取象，后比类"两个思维阶段，也就意味着并不一定能够找到解决问题的答案和方法。结合中医的临床诊断和治疗可以看出"取象比类"的思维规律。医家首先通过望闻问切了解患者的症状,开始取象,然后进一步深化取象思维,进行比类认识;继而将比类的结果与再次获取的新的"象"进行比类。上述过程可能需要进行多次反复循环。在诊断和治疗的过程中,每次运用"取象比类"的定性思维都是进行了一次维度调整,都在一定程度上消除不同事物之间的差异性,也是在一步步地向着"调理脏腑,治病救人"的目标接近。这样就大大提高了取象比类结果的准确性,直到最终做出正确的诊断和治疗决策。

第三节 《黄帝内经素问》隐喻的特征

《黄帝内经素问》中的大量隐喻呈现出典型的语义特征,主要表现在这些隐喻具有系统性、普遍性、模糊性、矛盾性的特点;还呈现出明显的文化特征,主要体现在这些隐喻是在借鉴自然现象和地理概念的基础上形成的,深受当时战争环境的影响,与当时的社会政治生活密切相关,而且与古代哲学思想融合在一起。

一、语义特征

《黄帝内经素问》中普遍存在着隐喻现象,其本体的来源范围也非常广泛。从整体来看,中医学的主要隐喻就像一条纽带,将本体中具有特定关系的术语联系起来,从而形成中医学的隐喻系统。中医术语的隐喻是通过事物之间的相似性实现的,在语义上表现出一定的模糊性和矛盾性,因此必须通过两个概念域所存在的共同认知语境进行确定。

(一) 系统性

隐喻的映射是所在领域整个概念系统的关系转移,因此具有系统性。例如,在"争论就是战争"这个隐喻中,可以使用许多与战争有关的词语来谈论争论,如攻击某一立场、新的攻击路线、无懈可击、战略、赢得争论等。语言中存在的隐喻性词语与隐喻概念是相对应的,而且这种对应表现出较为明显的系统性,因此,可以借助隐喻性词语来研究隐喻概念的本质,探索人类认知活动的隐喻特征。

隐喻的运用在《黄帝内经素问》中表现出典型的系统性,具体表现在中医术语中存在着大量隐喻,而这些隐喻中蕴含着概念之间的结构关系。中医术语从病因病机到诊断,再到治则治法,都存在隐喻语言的使用,而且这些隐喻都表现出内部一致性。

具有因果联系的术语采用一致的隐喻。疾病都是由一定的病因所致,而且表现出相应的症状。由于病因和病症之间存在因果联系,而病因在一定程度上决定治疗,需要根据病人体质,病因作用之后产生的病机变化确定治则治法,所以病因病症与治则治法之间也存在因果联系。于是,术语隐喻的不同喻体之间也表现出内在的因果联系,病因与治疗之间的隐喻对应关系表现得尤为明显。换言之,如果病因以隐喻形式呈现,那么医家必须在隐喻化的病因的基础上进行诊断,只有这样才能做到对症下药。例如,人体患病后出现水肿、体液不通等症状,中医根据临床表现认为,其病因为水热互结,气机阻滞。由于病人体内的水和热凝结在一起,导致体液循环障碍,出现肿胀、体液不通等症状。换句话说,体液循环的障碍这一病因导致水肿或者肿胀等病症。对于这一病症,可以服用舟车丸。舟车丸,顾名思义,服用此丸可以使人体内的物质像船和车一样在航道或道路上畅通无阻。此丸具有行气运水之功,可用于治疗水热互结、气机阻滞之水肿、肿胀等证。由此可见,由于喻体和本体在内容上具有很大的相关性,喻体并非单独对本体加以隐喻,喻体的因果联系也会在本体的因果联系中得到相应的反映。隐喻并非个别的、孤立的现象,而是一个表现出明显的系统性的隐喻体系。原因在于,在相关特征的作用下,源域的概念系统得以向目标域的概念系统迁移,在此基础上形成内部结构一致的隐喻体系。

(二) 普遍性

隐喻是人类认知世界的最常见的方式之一,是人类思维的重要特征,普遍存在于人们的日常生活、语言、思维以及哲学中。人类思维的隐喻性决定了隐喻存在的普遍性。一般来说,隐喻是人们的一种无意识的思维,人们通常会在无意识的情况下获得和运用隐喻思维模式。

取象比类的隐喻思维方式是《黄帝内经素问》的核心思维方法之一。隐喻并非只是一种单纯的语言修饰方式,而是充分体现出中医学对人体生理现象、病理变化和疾病诊疗的认知。在阐释阴阳学说时,中医学大量运用自然现象和人类社会生活中的各种概念,如《素问·阴阳应象大论》云:"阴阳者,天地之道也,万物之纲纪,变化之父母";在解释人的生理结构时,以社会政治生活中的官位职能来认知人体以及脏腑的生理功能和相互关系,如《素问·灵兰秘典论》云:"心者,君主之官也,神明出焉。肺者,相傅之官,治节出焉。肝者,将军之官,谋虑出焉";在探讨病因变化时,以自然界中各种常见的自然现象进行比类,如风、寒、暑、湿、燥、火等;在讨论治法治则时,注意借鉴日常生活中使用的物体和处理问题的方法,如提壶揭盖法、釜底抽薪法、增水行舟法等都是对隐喻认知方法的运用。

《黄帝内经素问》在以气-阴阳-五行的哲学思想指导下大量运用取象比类的隐喻思维方法,形成了独具特色的中医隐喻,包括自然隐喻、战争隐喻、容器隐喻、方位隐喻等子隐喻。这些隐喻通过认知和解释人体的生理病理,指导养生治疗,从而构建起中医学的基础理论[19]。

(三) 模糊性

模糊性是事物类属的不清晰性,是对象资格程度的渐变性[20],包括对象类属边界不清晰和性态不确定的特征[21]。语言的模糊性是指语言所指对象的边界不清晰的属性。隐喻意义的模糊性主要指隐喻意义的理解对语境具有很强的依赖性[5]。从本质上讲,对隐喻意义的理解就是将喻体表现出来的显著语义特征转移到本体身上,但是由于喻体本身可能具有多种意义特征,因此确定隐喻的真正含义不仅需要考虑说话者的意图,还要考虑听者所选择的映射到本体上的喻体特征。

《黄帝内经素问》的语言表达和隐喻同样表现出一定的模糊性。

《黄帝内经素问》隐喻的模糊性具有自然基础。从客观上来讲,中医术语产生时解剖学尚不发达,无法对脏腑器官进行精确地描述。而且,中医术语对脏腑的描述主要以功能为导向,也就是说,如果运用隐喻思维的描述所提供的解释与文化相符合,并且通过推理得出的解决方法行之有效,那么中医术语也就完成任务了。

例如,六腑之一的三焦包括上焦、中焦和下焦。虽然一直以来对三焦实体的争论此起彼伏,但是三焦实体的位置和大小并没有影响中医学对疾病的诊断和治疗。客观事物自身所表现出的模糊性也会导致语义模糊。自然世界中的很多事物都没有绝对精确的界限,因此使用语言表达时会在语义上表现出模糊性。客观事物处于不断变化的趋势之中,比如温度的变化、各种味道和气味的相互转化、人对事物的感知等,都是不断变化的。对这些连续渐变的事物进行分类时,很难确定类与类之间的界限,反映在语言上就会呈现出模糊性。

《黄帝内经素问》隐喻的模糊性具有认知基础。古代先民的思维方式与现代人有所不同,他们对人体的认知不是基于概念判断的形式,而是基于意象画面的形式。因此,认知对象与喻体之间的相似性特征并不是建立在基于概念判断的理性推理之上,而是建立在基于意象画面的独特心理感受和体验之上。喻体所呈现的意象能够激活本体与喻体之间的联系,从而产生相似性的联想。这样就为理解和阐释中医术语隐喻提供了更多的线索和想象创造的空间,但另一方面导致难以实现对中医术语隐喻的统一认知。在模糊思维模式的影响下,中医术语隐喻的喻体包罗万象,无论天文地理还是动植物,都被用于表达中医学的术语。语义模糊性为后人不断从新的角度理解中医术语提供了条件,使古老的中医术语不断获得新的语义内容,从而展现出强大的生命力。

(四) 矛盾性

隐喻的矛盾性是指隐喻语句的意义在逻辑上与语境呈现出一定的矛盾性[5]。构成隐喻的本体与喻体至少涉及两个事物,或者性质截然不同的两个概念。认知主体将对喻体的认知投射到本体之后,就形成了隐喻。以隐喻的方式将两个原本不在同一类属的概念并置或等同起来,有可能造成逻辑上的矛盾和语义上的冲突,从而呈现出一定的矛盾性。因此,认知主体需要分析具体的语境,调用大脑中储备的相关背景知识进行恰当的推理,发现本体和喻体之间存在的相似关联,从而理解隐喻所表达的真实含义[22]。由此可见,隐喻语义表现出的矛盾性只不过是一种表面现象,实际上是隐喻存在的标志和信号。真正理解隐喻的意义,正是需要透过表面的这种矛盾性,探索矛盾双方存在的相似性[5]。

以脏腑和母子的隐喻为例。这两个概念分别属于两种本质不同的范畴,脏腑是位于人体内部的抽象概念,而母子是人们非常熟悉的具体概念,用来描述社会关系。二者在概念范畴上并不相容,也不存在类属关系,但中医学却将这两个概念放在一起表达,从字面来看存在逻辑上的矛盾,出现范畴错置和语义上的冲突。因此,想要正确理解中医学对这两个概念的表达,就需要借助中医理论的相关背景知识寻找脏腑和母子这两个概念域所存在的共同认知语境。在中医学看来,五脏之间在生理功能上具有相互滋生、相互促进、相互助长的特点,而生活在人类社会中的母子之间也具有生养、培育的社会关系。五脏和母子在相互关系上具有一定的相似性,即都具有相互滋生和培育的关系。只有找到两个概念之间存在的相似性,并且从隐喻的角度进行理解,才能消除看似在逻辑上存在的矛盾,真正了解中医概念的深层含义。

二、文化特征

在《黄帝内经素问》中,隐喻是普遍存在的。隐喻不仅是一种语言现象,更是中医学的一种重要认知方式,有助于阐释和理解中医学对人体的生理、病理和治疗的独特认识。《黄帝内经素问》中的隐喻表现出典型的中国文化特征,反映其特有的社会体验和文化认知。究其原因,在于隐喻是先民们感知、体验、想象、理解事物的认知方式。表面上,隐喻以语言的形式呈现,但实质上却是一种心理认知活动,反映先民们的思维方式、价值观念和行为取向,因此具有鲜明的中国文化特征。

(一) 借鉴自然现象和地理概念

在人类社会的早期,先民们最熟悉、能够直接接触到的就是身边的自然环境,因此他们对世界的认知最早是通过对自然环境的认知展开的。当时的人们最熟悉的莫过于自然现象和地理环境。基于同样的原因,《黄帝内经素问》中不可避免地出现了许多与自然现象和地理环境直接相关的隐喻表达,用以描述中医学概念,阐述医理。

例如,《黄帝内经》时代的先民们已经认识到天地间水、气、云、雨的升降转化规律,在探索和阐释人体物质代谢过程时,他们巧妙地借助这些自然规律来帮助认知人体内精与气血之间互相转化的规律。在探讨病因时,先民们联想到自然界中的风、暑、寒、热、湿、燥等自然现象,并通过对这些自然现象的认知成功地创建了中医学病因理论。在描述人体的内部结构时,先民们借鉴了非常熟悉的各种地理概念,特别是华夏大地特有的地理概念,如《素问·阴阳应象大论》云:"六经为川,肠胃为海",此处以自然界中的川、海进行取象比类,借以说明人体脏腑组织的生理功能与川、海在自然界中的功能类似。川,贯穿流水;海,以纳百川。从川与海的关系来看,六经和肠胃之间也必然存在着某种类似的联系:二者之间存在着诸多不同的联系途径,六经出现的病变可以通过各种适当的方式传变到肠胃之中，继而通过下法驱邪外出，从而缓解或消除病患。在论述人体的经络和穴位时，《黄帝内经素问》出现了很多河流名称，如汝水、济水、渭水和漳水等，以及许多古代地名，如商丘、昆仑等，这些河流和地名在当时都是真实存在的。《黄帝内经素问》运用大量与自然现象和地理概念相关的隐喻，强调人与自然界是统一的整体，充分体现了先民们"天人合一""人与天地相参"的思想。

（二）深受战争环境影响

《黄帝内经》成书时，生产力水平较为低下，科技水平落后，语言词汇也相对贫乏，而且当时的中国正处于群雄割据、战争接连不断的历史时期。《黄帝内经素问》深受当时所处的战争环境的影响，选择了大量与战争相关的隐喻来理解和解释抽象而复杂的疾病过程，从而表现出非常明显的中国文化特征。

《黄帝内经素问》围绕"疾病是战争"这一隐喻形成了一系列的语言表达。在描述内外致病因素侵犯损伤人体时，多采用"攻""犯""伐""扰""侵"等词汇，如《素问·阴阳别论》云"阴争于内，阳扰于外"，《素问·八正神明论》云"八正之虚邪，而避之勿犯也"等；在阐释人体的正气防御和抵抗致病因素时，多采用"卫""守""抗""御"等词汇，如《素问·脉要精微论》云"得守者生，失守者死"，《素问·生气通天论》云"阴者，藏精而起亟也；阳者，卫外而为固也"等；在描述人体正气与内外致病因素相互较量时，多采用"搏""追""逐""击""争"等词汇，如《素问·生气通天论》云"阳不胜其阴，则五脏气争，九窍不通"，《素问·评热病论》云"邪气交争于骨肉而得汗者"等；在表达人体正气不足导致疾病恶化或者正气充盛促使疾病减轻或消除时，多采用"进""退""失""衰""盛""夺""负""损"等词汇，如《素问·通评虚实论》云"邪气盛则实，精气夺则虚"，《素问·疟论》云"夫疟气者，并于阳则阳胜，并于阴则阴胜，阴胜则寒，阳胜则热"。人的身体被隐喻成战场，人类生病的原因在于正邪相争。邪气盛则损伤正气，人就会生病，反之正气盛则邪气不能侵袭，身体健康。

（三）与政治生活密切相关

政治生活也是人们获得经验感知的重要来源，这一点在《黄帝内经素问》中表现得尤为明显。在论述人体器官的功能和相互关系时，《黄帝内经素问》

多处以社会官职的功能进行隐喻。例如，《素问·灵兰秘典论》云："心者，君主之官也，神明出焉。肺者，相傅之官，治节出焉。肝者，将军之官，谋虑出焉。胆者，中正之官，决断出焉。膻中者，臣使之官，喜乐出焉。脾胃者，仓廪之官，五味出焉。"此处以"君主之官"的隐喻说明心为五脏六腑之主，对其他脏腑的统一领导功能，以"相傅之官"的隐喻说明肺主治节的功能，以"仓廪之官"的隐喻说明脾具有运化、输送水谷精微的功能。这一连串的隐喻，运用中国古代的国家管理体制表述了人体各脏器的功能，还说明了脏器之间的相互关系，反映出五脏的系统性和有序性。

在讨论中药配伍规律时，《黄帝内经素问》运用中国封建君主制度体系中的"君臣佐使"制度进行隐喻。例如，《素问·至真要大论》云："主病之谓君，佐君之谓臣，应臣之谓使。"又云："君一臣二，制之小也；君一臣三佐五，制之中也；君一臣三佐九，制之大也。""君臣佐使"本来指君主、臣僚、僚佐、使者四类分别起着不同的作用的人，此处用来隐喻中药处方中的各味药的不同作用，论述组成方剂的各种药物的使用和数量以及对治病结果的影响。按照药物在方剂中所起的作用，组成方剂的药物可分为君药、臣药、佐药、使药。君药指处方中对主证或主病起主要治疗作用的药物，说明了处方的主攻方向，药力居方中之首；臣药指辅助君药加强治疗主证和主病的药物，或是针对兼病或兼证起治疗作用的药物；佐药指配合君臣药治疗兼证，或抑制君臣药的毒性，或起反佐作用的药物；使药指引导诸药直达病变部位，或调和诸药的药物。

中医学还常将治病隐喻成治国，自古就有"不为良相，便为良医"的说法。医家在诊治时如果"逆从倒行"，必然会出现"失神亡国"的危险。

（四）与哲学水乳交融

中医学和哲学的水乳交融是《黄帝内经素问》隐喻中的又一突出文化特征。《黄帝内经素问》从古代哲学思想中吸取了大量的养分，参照哲学思想的各种抽象概念，形成了一系列中医隐喻概念。中国哲学范畴中的道、阴阳、五行、象数、有无等概念或范畴都被用来阐释中医学概念，并且成为中医学的核心概念和基本理论框架。

以哲学中反映事物对立统一双方的阴阳范畴为例。《黄帝内经素问》详细地阐述阴阳的哲学意义。如《素问·阴阳应象大论》云："阴阳者，天地之道也,万物之纲纪,变化之父母,生杀之本始,神明之府也。"《素问·四气调神大论》云:"夫四时阴阳者,万物之根本也。"同时,书中还论述了阴阳的普遍存在。如《素问·阴阳离合论》云:"阴阳者,数之可十,推之可百,数之可千,推之可万,万之大不可胜数,然其要一也。"可以看出,在事物的发展过程中,阴阳关系发挥着重要的作用。

在《黄帝内经素问》中,阴阳的哲学范畴被广泛用于阐述人体的组织结构、生理功能、病理变化与临床诊断治疗等。

《黄帝内经素问》以阴阳的范畴来隐喻生命的本源与各脏腑的功能。如《素问·生气通天论》云:"生之本,本于阴阳",认为生命的本源在于阴阳。《素问·金匮真言论》云:"夫言人之阴阳,则外为阳,内为阴。言人身之阴阳,则背为阳,腹为阴。言人身之脏腑中阴阳,则脏者为阴,腑者为阳。肝心脾肺肾五脏皆为阴,胆胃大肠小肠膀胱三焦六腑皆为阳。"又云:"背为阳,阳中之阳,心也;背为阳,阳中之阴,肺也;腹为阴,阴中之阴,肾也;腹为阴,阴中之阳,肝也;腹为阴,阴中之至阴,脾也。"论述阴阳与人体内外和五脏六腑的对应关系。再如,《素问·生气通天论》云:"阴者,藏精而起亟也;阳者,卫外而为固也。"《素问·阴阳应象大论》云:"阴在内,阳之守也;阳在外,阴之使也。"说明阴在内,蓄藏精气于内而不断充养阳气,阳在外,保卫人体外部而坚固腠理,描述人体生理功能的阴阳特性,论述人体阴阳在生理上相互为用的辩证关系。由此可见,人体之中无处不包含着阴阳的对立统一。

《黄帝内经素问》以阴阳双方偏盛或偏衰的状态来隐喻人体的疾病产生和病理变化。哲学理念中的阴阳提倡平衡,中医也主张人体阴阳的调和。在疾病过程中,致病因素会对人体产生影响,导致机体的阴阳消长,原有的平衡遭到破坏,久而久之就会出现"阴不制阳,阳不制阴"的病理变化,人就会生病。这一隐喻将人体内环境认知为阴阳相对平衡的状态,一旦阴阳偏盛或偏衰,阴阳的相对平衡状态就被打破,人类就会生病。如《素问·阴阳应象大论》云:"阴胜则阳病,阳胜则阴病。阳胜则热,阴胜则寒。"《素问·调经论》云:"阳虚则外寒,阴虚则内热,阳盛则外热,阴盛则内寒。"《素问·阴阳别论》云:"阴争于内,阳扰于外。"这时要做的是尽可能地保持或恢复人体内的阴阳平衡,即所谓"平人不病"。

《黄帝内经素问》还以阴阳的范畴隐喻疾病的诊断和治疗原则。如《素问·阴阳应象大论》云:"善诊者,察色按脉,先别阴阳。"又云:"审其阴阳,以别柔刚,阳病治<u>阴</u>,<u>阴病治阳</u>。"强调诊治疾病必须首先审察病证的阴阳属性,对症下药。《素问·至真要大论》云:"谨察阴阳所在而调之,以平为期。"治疗疾病时,应当根据正邪之盛衰,斟酌阴阳之虚实,运用相应的方法调节人体功能,以达到平和、协调、稳定的状态[23]。

第四节 《黄帝内经素问》隐喻的功能

在医学实践中,先民们不断发现新的事物、新的联系和规律,不断提出新的概念和理论,如何将这些内容清楚地表达出来便成为他们面临的一大难题。在这一过程中,隐喻发挥了重要的作用,为中医概念的表达提供了恰当的语言表述形式,更重要的是通过隐喻达到了认知的目的。

一、语言表达功能

隐喻是人类表达新意义的重要手段之一。隐喻可以提供语言表述手段,填补语言表达的空白,帮助人们利用语言中已经存在的词语来阐述新出现的、尚未正式命名的事物。对于复杂的客观世界和人类丰富的内心世界而言,任何一种语言的词汇都是极其贫乏的,对于许多新概念,都会缺少相应的词语来描述。如果每当需要表达新内容或新概念时都必须创造出传统词汇中没有的新词汇,那么将会导致人类语言系统无限度地膨胀和复杂化,甚至达到无法认知、记忆和使用的程度。因此,以隐喻的方式借助传统语言系统中已经存在的词汇来表述新理论或概念就成为一种经济而有效的选择[24]。人们想要实现有效的交流,必须借用已有词汇中描述类似形状或功能的词汇来表达相同或类似的意思,这样就会赋予词汇一定的隐喻意义。

在语言使用的初期,人们创造和使用的词汇大都用来表示具体的事物。但是,随着历史的发展,人类逐渐从具体的概念中获得了抽象思维能力,通过对比新旧形象和概念,寻找它们之间的模糊相似性,这时人们往往会借助表示具体事物的词语来表达抽象概念。史洛宾(D. I. Slobin)曾指出:"语言通常是在具体经历的基础上通过隐喻的扩展来表达抽象的意义[25]。"因为隐喻的特点就是以熟悉喻不熟悉,以简单喻复杂,以具体喻抽象。这种现象在科学领域中表现得尤为突出。对于新的科学发现,科学家们需要借助已有的形象化语言进行描述。变化多端的现象就会变得井然有序,能够为一般人感知和接受。

如果临时替代的词语能够得到使用者的认可和接受，并且逐渐流传开来，就会成为该词的新义项，从而填补语言表达的空白。

从语言的角度来看，《黄帝内经》成书时期，中医语言尚处于原始阶段，亟需创造出大量的全新词汇来表达中医学的概念和范畴。为了解决词汇匮乏与大量需求之间的矛盾，人们不得不发挥丰富的想象力，通过相似性的心理联想，寻找概念之间存在的内在联系，借用已经存在的词汇以跨域映射的方式来呈现新的含义，从而形成词汇的隐喻用法。例如，中医病因的六淫概念就是以自然隐喻的方式形成的。在观察和认识自然界风、寒、暑、湿、燥、火六种气候变化具有不同特征的基础上，古代医家将这六种气候变化与人体的病理表现相类比，发现它们之间的相似之处，从而以隐喻的方式表达引起人体疾病的外部致病因素。究其实质，就是将原本用来表述自然界中气候因素的词汇的意义进行扩大和延伸，使之成为中医学的概念。

《黄帝内经素问》所探讨的是人体复杂的生理、病理活动，很多时候难以直接用言语表达，借助隐喻进行表达或许不失为一种简洁而有效的方法。原因在于，对于因使用形式逻辑词汇表达理论语言而导致的"僵硬""封闭"的状况，隐喻的使用能够有效地进行弥补，从而不断地拓展中医理论陈述所提供的意义空间[24]。《黄帝内经素问》利用人们熟悉的已经存在的概念体系来隐喻中医学的抽象概念，一方面体现人类思维的经济性原则，另一方面也使中医概念呈现出一词多义、范畴界定模糊的特点。

二、修辞功能

隐喻作为一种修辞手法，必然会表现出一定的美学价值。与其他修辞手法的使用一样，使用隐喻同样也是为了增强语言表达的效果。由于隐喻具有精炼、新奇、间接和婉转等诸多特征，这就为增强语言的修辞效果提供了可能[5]。通过隐喻，可以使用华丽而生动的语言来表达一些概念和思想，从而激发人们的想象力，给人留下深刻的印象。隐喻具有修辞功能，可以增加间接性和生动性，实现创新，从而使语言温和、精炼、优雅[5]。隐喻的恰当运用能够增强语言的修辞效果，提高语言表达的感染力，让人产生耳目一新的感觉，引起读者的共鸣。

《黄帝内经素问》中使用了大量的隐喻，使这部中医经典著作表现出强烈的形象性、诗意性和艺术性。例如，关于把握经气到来时机，《素问·宝命全形论》云:"经气已至,慎守勿失,深浅在志,远近若一,如临深渊,手如握虎,神无营于众物。"论述了经气已至时捻针应该神志集中,不为外物所干扰,要像面临深渊时那样的谨慎,要像手握虎符那样的专注。在论述面部色泽的变化与五脏之气盛衰的关系时,《素问·五脏生成》云:"五脏之气,故色见青如草兹者死,黄如枳实者死,黑如炲者死,赤如衃血者死,白如枯骨者死,此五色之见死也。青如翠羽者生,赤如鸡冠者生,黄如蟹腹者生,白如豕膏者生,黑如乌羽者生,此五色之见生也。"此处运用一系列与色泽相关的隐喻对色诊进行介绍,医家可以根据五种色泽判断五脏的死证或者有生气的情况。

《黄帝内经素问》中使用的大量隐喻可以帮助人们展开丰富的想象和联想,增强中医语言表达的趣味性、生动性和形象性,并使隐喻具备了一定的审美价值,达到很好的修辞效果。

三、认知功能

隐喻是人类的一种基本认知方式。因此,在人类的概念系统中,许多基本概念往往表现出隐喻性的特点。在隐喻的认知方式的作用下,人们可以通过已获取的对某一领域的经验来认知另一领域。这样,人们就可以利用对较为熟悉的领域形成的经验,来认识不熟悉或较难把握的领域,从而形成某种态度,并采取相应的行动[5]。随着认知科学的逐渐兴起,隐喻不仅被视为语言中的修辞手段,更是人们认识新事物的需要,具有组织和发展人类概念系统的功能[22]。世间万物看似相互独立,其实又是相互关联的。当新事物出现后,人们会对其产生感性认识。随着这种感性认识的逐步成熟,人们会在脑海里形成新的概念,并赋予新事物名称。此后,在生产生活的知识和经验的基础上,人们通过联想探索新事物和原来已经认知的事物之间的相似或联系,并尝试用已知事物的特性去解释未知事物,这样就为认知未知事物创造了条件,因此可以说隐喻是借助已知去认识未知的重要方式。在了解和认识周围世界的过程中,人们需要不断地探索不熟悉的未知领域,因此需要通过隐喻的认知手段,将已知概念系统的经验跨域投射到未知领域,进而使人们从多个方面更为透彻地认识和了解事物,获得新的认识。

《黄帝内经素问》借助隐喻的认知方式建构了中医学的基础范畴和核心概念,为中医理论的表达提供了合适的语言表达方式,例如脏腑、心火、肝风、脾土、肾水、气门、命门、髓海、气海、四气(寒、热、温、凉)、五味(辛、甘、酸、苦、

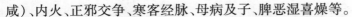

咸)、内火、正邪交争、寒客经脉、母病及子、脾恶湿喜燥等。

通过隐喻,《黄帝内经素问》可以很好地解释人体的各种生理表现,阐述疾病发生、发展和变化的规律,从而指导临床诊断和治疗。例如,《素问·阴阳应象大论》云:"中央生湿,湿生土,土生甘,甘生脾……在脏为脾,在色为黄,在音为宫……在味为甘……"《素问·玉机真脏论》亦云:"脾脉者土也,孤脏以灌四傍者也。"此处运用自然界中孕育万物的"土"来隐喻脾脏的生理功能。脾有运化水谷,输送精微,营养五脏六腑、四肢百骸之功,为气血生化之源,故以脾属土。再如,《素问·至真要大论》提到"风淫于内""热淫于内""湿淫于内""火淫于内""燥淫于内""寒淫于内"。《素问·天元纪大论》云:"在天为热,在地为火;在天为湿,在地为土;在天为燥,在地为金;在天为寒,在地为水。故在天为气,在地成形。"又云:"寒暑燥湿风火,天之阴阳也,三阴三阳上奉之。"风、寒、暑、湿、燥、火合称"六气",原本是指自然界中六种正常的气候现象。机体通过自身的调节,对六气有一定的适应能力,一般不会使人体发病。当气候变化异常,超过了一定限度,机体不能适应,可导致疾病的发生;或当人体的正气不足,抵抗力下降时,风、寒、暑、湿、燥、火乘虚而入,导致人体发生疾病,这种情况下的六气,便称为"六淫"。此处借用自然界中的气候现象隐喻引起人体疾病的外部因素。

《黄帝内经素问》运用人类社会中表达情志活动的"喜怒忧思悲恐惊"来隐喻引起疾病的因素。《素问·举痛论》云:"怒则气上,喜则气缓,悲则气消,恐则气下……惊则气乱,劳则气耗,思则气结。"《素问·阴阳应象大论》指出"怒伤肝""喜伤心""思伤脾""忧伤肺""恐伤肾"等。这些均说明情志活动过度剧烈,超越人体的承受范围,必然会影响脏腑的气血功能,导致全身气血紊乱。

另外,《黄帝内经素问》还运用"阴阳""虚实""寒热"等概念来隐喻和指导各种治疗原则。

由此可见,《黄帝内经素问》大量运用隐喻的认知方式,以自然现象及人类熟悉的事物作为喻体,通过隐喻映射去认识人体的生理病理规律,建构了中医学的基本范畴和核心概念。隐喻还启发人们去探索人体和世间万物之间的相互联系,并在相似性的基础上展开推理,从而为观察和认知人体提供独特的思维方式。

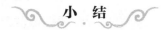

小 结

《黄帝内经素问》隐喻的产生具有一定的历史原因。在认知方面,限于当时的科学水平及认知方法,先民们需要利用"取象天地,效法万物"的隐喻方式来认识世界,表达许多抽象的医理,借助人们更为熟悉的自然界事物和现象来认识人类自身和人体内部的规律。在心理方面,隐喻在本质上倾向于寻找不同感觉、经验和认识领域之间存在的相似之处,从而使人们产生强烈的共鸣和认同感。在语言方面,由于当时缺乏相关的医学词语与表达,先民们不得不采用"远取诸物"的隐喻方式,借用现成的词语或表达方式来表达特定概念或者新概念,以满足当时语言贫乏条件下的表达需要。因此,对于古代医家们来说,隐喻是一种较为理想的选择。

观物是一个直接感受过程,取象是一种思维方式,观物取象是一个认识再创造的过程,通过对自然的观察研磨,获得概括的艺术形式。观物、取象、比类、体道四个环节,正是《黄帝内经素问》隐喻的形成机制。在中医学基本概念的形成、医理阐述和临床发展过程中,"观物—取象—比类—体道"四大环节贯穿始终,"象—比—喻"的思维方式也得到充分体现,最终形成了包含着复杂隐喻体系的中医学语言。

《黄帝内经素问》中的隐喻呈现出典型的语义特征和文化特征。对于语义特征来说,系统性表现在隐喻蕴含着中医概念之间的结构关系,表现出内部一致性;普遍性表现在大量运用取象比类的隐喻思维方法,广泛用于认知和解释人体的生理病理,指导养生治疗,构建了中医学基础理论;模糊性表现在受历史条件的限制,中医术语对脏腑的描述主要以功能为导向,无法对脏腑器官进行精确地描述;矛盾性只不过是隐喻语义的表面现象,真正理解隐喻的意义,正是需要透过表面的这种矛盾性,探索矛盾双方存在的相似性。对于文化特征来说,主要体现在这些隐喻是在借鉴自然现象和地理概念的基础上形成的,深受当时战争环境的影响,与当时的社会政治生活密切相关,而且与古代哲学思想相互交融。

《黄帝内经素问》中的隐喻不仅为中医概念的表达提供了恰当的语言表述形式,而且通过隐喻达到了认知的目的。其中的大量隐喻可以提供语言描述手段,填补语言表达的空白,帮助人们利用语言中已经存在的词语来阐述中医学的概念和范畴;可以丰富人们的想象和联想,增强中医语言表达的趣味性、生动性和形象性,使隐喻具备了一定的审美价值,达到很好的修辞效果;借助隐喻的认知方式建构了中医学的基础范畴和核心概念,为中医理论的阐释提供了合适的语言表达方式。

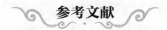

参考文献

[1] Lakoff G, Johnson M. *Metaphors We Live By*[M]. Chicago: University of Chicago Press, 1980.

[2] Buck G. *The Metaphor: A Study in the Psychology of Rhetoric*[M]. London: Cambridge University Press, 1971.

[3] 休谟. 人性论[M]. 关文运, 译. 北京: 商务印书馆, 1980.

[4] 张沛. 隐喻的生命[M]. 北京: 北京大学出版社, 2004.

[5] 束定芳. 隐喻学研究[M]. 上海: 上海外语教育出版社, 2000.

[6] 束定芳. 论隐喻产生的认知、心理和语言原因[J]. 外语学刊, 2000(2): 23-33.

[7] 赵维森. 隐喻文化学[M]. 西安: 西北大学出版社, 2007.

[8] 杨静文. 从隐喻看语言变化中经济性和冗余性的平衡[J]. 广西大学学报(哲学社会科学版), 2008(5): 254-256.

[9] 维柯. 新科学[M]. 朱光潜, 译. 北京: 商务印书馆, 1989.

[10] 马子密, 贾春华. 取象比类——中国式隐喻认知模式[J]. 世界科学技术(中医药现代化), 2012, 14(5): 2085.

[11] 殷平善, 庞杰. 中医治疗学中的隐喻思维[J]. 医学与哲学(人文社会医学版), 2011(1): 14-16.

[12] 张大钊. 中医文化对谈录[M]. 南宁: 广西师范大学出版社, 2004.

[13] 吉文辉. 中医的意象思维与意象模式[J]. 南京中医药大学学报(社会科学版), 2004, 5(3): 134-136.

[14] 宋为民, 吴昌国. 中医全息论[M]. 重庆: 重庆出版社, 1989.

[15] 兰凤利. 取象比类——中医学隐喻形成的过程与方法[J]. 自然辩证法通讯, 2014, 36(2): 101.

[16] 朱震亨, 丹溪心法[M]. 王英, 竹建平, 江凌圳, 整理. 北京: 人民卫生出版社, 2005.

[17] 张伯臾. 中医内科学[M]. 上海: 上海科学技术出版社, 1985.

[18] 郭贵春. 隐喻、修辞与科学解释[M]. 北京: 科学出版社, 2007.

[19] 孟宪泽, 崔健. 援物比类思维方法在中西医学中的应用[J]. 中国中医基础医学杂志,

2008,14(8):582.

[20] 苗东升.模糊学导引[M].北京:中国人民大学出版社,1987.

[21] 李晓明.模糊性:人类认识之秘[M].北京:人民出版社,1985.

[22] 王寅.认知语言学[M].上海:上海外语教育出版社,2007.

[23] 郝斌.试论"以平为期"的治疗理念[J].中国中医药信息杂志,2007,14(4):91-92.

[24] 郭贵春,安军.隐喻与科学理论的陈述[J].社会科学研究,2003,25(4):1-6.

[25] Slobin,D I. *Psycholinguistics*[M]. Chicago:Scott,Foresman and Company,1979.

下篇

《黄帝内经素问》隐喻的认知解读

　　作为具有悠久历史的传统医学,中医一直备受关注,但是关于中医的研究大都从医学方面展开,很少从语言学的视角进行探究。隐喻在《黄帝内经素问》中是普遍存在的。它不仅是一种语言现象,更是中医学对人体、疾病和治疗的基本认知方式,反映了先民们的思维方式。根据源域的不同,《黄帝内经素问》中的隐喻可以分为四种类型:空间隐喻、本体隐喻、结构隐喻和社会关系隐喻。在此基础上,运用认知语言学的隐喻理论去认知和解读《黄帝内经素问》的隐喻,探索隐喻背后所隐含的思维方式和文化内涵,从而更好地传承和发展中医学。

第三章

空 间 隐 喻

空间隐喻,也叫方位隐喻,是指同一系统内部参照上-下、内-外、前-后、深-浅、中心-边缘等空间方位组织起来的隐喻概念[1],是以空间概念为源域向目标域进行跨域映射,进而获得抽象意义和引申意义的认知过程。空间对于人们的生存来说必不可少,因此成为较早产生的、可以直接理解的最基本概念之一。运用空间隐喻可以将空间中存在的各种关系和性状跨域投射到非空间的关系和性状上。这样不仅可以使原本未知的、抽象的概念变得更为熟悉、更为具体,而且能够不断地丰富读者的想象力,使本来没有关系的事物建立某种关联。莱考夫和约翰逊认为,方位隐喻的来源是直接的身体体验,体验的基础可以从社会物质化的环境中寻找[2]。人们通过身体由近及远地感知周围的空间;在此过程中,人们不断地观察周围世界,并和周围的人和事物相互交流,从而获得大量体验,清楚地了解人体的各个部分,以及与外部世界的相互关系。人们可以运用各种感官,如听觉、视觉等,去直接感知空间的上下、前后、左右、里外、远近、中心和边缘,但是时间等抽象概念无法直接感知,于是人们便通过空间隐喻的方式,借助空间概念来描述时间、范围、数量、情绪、身体状况、社会地位等抽象概念。大量的语言现象证明,人类的许多隐喻都是参照空间概念构建起来的。

第一节　"上-下"空间隐喻

"上-下"原本是一对表示空间位置高低的词语,但是后来越来越多地用来隐喻其他概念。"上"常被用来隐喻高兴、健康、有力量、数量多、社会地位高、美德以及理性等;而"下"则恰恰相反,常被用来隐喻悲伤、疾病、死亡、缺乏力量、数量少、地位低下、邪恶以及情绪化等[2]。

《黄帝内经素问》中出现大量表达"上-下"空间概念的词语。下面具体分析"上-下"空间隐喻在表示时间、量级、地位、状态和范围等方面的运用。

一、时间

在《黄帝内经素问》中,"上-下"这对空间范畴通过跨域映射用于表示时间概念,较早为上,较迟则为下。《素问·上古天真论》云:"余闻上古之人,春秋皆度百岁,而动作不衰";又云:"夫上古圣人之教下也,皆谓之,虚邪贼风……";又云:"上古之人,其知道者,法于阴阳……";又云:"余闻上古有真人者,提挈天地,把握阴阳,呼吸精气……";又云"……将从上古合同于道,亦可使益寿而有极时。"这几句中的"上"均不是指空间位置的高低,而是指时间概念。"上古"指远古,即人类生活的早期时代。"上古之人"指在远古时代生活的人。《素问·脏气法时论》云:"肝病者,平旦慧,下晡甚,夜半静。"此句中的"晡",即晡时,下午三点至五点。下晡,即五点以后。"下"亦用来指代时间概念。

二、量级

在《黄帝内经素问》中,"上-下"这对空间范畴也被用于表示量级。数量多于某个数字为上,少于某个数字则为下。《素问·六节藏象论》云:"故人迎一盛……四盛已上为格阳。寸口一盛……四盛已上为关阴,人迎与寸口俱盛四倍以上为关格。"句中的几处"已",即"以"。"已上",即"以上"。"上"接在表示数量的词语之后,用于表示量级。《素问·平人气象论》云:"人一呼脉四动以上曰死。"若人一呼,脉的跳动在四次以上的必死。句中的"以上"与现代汉语的表述一致,用于表示量级。

三、地位

在《黄帝内经素问》中,原本表示空间概念的"上-下"还被隐喻为社会地位的高低。社会地位高为上,相反,社会地位低则为下。《素问·上古天真论》云"夫上古圣人之教下也",在上古时代,对深明养生之道、有高尚品德人的教诲,人们都能够遵从[3]。句中的"下"与社会地位高的"圣人"相对,用于指社会地位较低的人,即百姓。《素问·灵兰秘典论》云:"故主明则下安,以此养生则寿,殁世不殆,以为天下则大昌。"君主如果明智顺达,则下属也会安定正常,用这样的道理来养生,就能长寿,终身不致有严重的疾病,用来治理天下,就会使国家昌盛繁荣[3]。句中的"主"指君主,"下"与之相对,指君主的各级臣子、臣民。

《黄帝内经素问》中借助"上-下"空间范畴来表示社会地位的高低,显然受我国民族文化历史中社会等级制度的影响[4],反映了我国古代社会的等级观念。

四、状态或趋势

在《黄帝内经素问》中,"上-下"空间范畴还被隐喻为气血在人体中的运行状态或趋势,说明致病邪气的性质,描述病位,解释病机等。一般来说,疾病侵袭人体为上,而疾病渐愈为下。这与日常的用法有所不同,具有明显的中医学特点,因为在日常用法中,动作积极完成为上,消极完成为下[5]。《素问·脉要精微论》云:"是故冬至四十五日,阳气微上,阴气微下;夏至四十五日,阴气微上,阳气微下。"此处的"上"和"下"已经不再单纯表示方位,而是表示阳气和阴气向上或向下的运行状态。《素问·玉版论要》云:"色见上下左右,各在其要。上为逆,下为从。"客色的变色呈现在鼻部上下左右,必须注意分别查看它的不同特点。病色由下而上,说明病进,故为逆,病色由上而下,说明病退,故为从[3]。此处的"上"和"下"分别指病色向上或向下移行。《素问·热论》云:"十二日厥阴病衰,囊纵少腹微下,大气皆去,病日已矣。"到第十二天,厥阴病减轻,阴囊也松缓下来,少腹部也觉得舒服,邪气全退了,病也就好了[3]。句中的"微下",即微微向下,指少腹微微下垂的状态。《素问·诊要经终论》云:"夏刺络俞,见血而止,尽气闭环,痛病必下。"夏天的刺法,应刺孙络的俞穴,见血就要止针。邪气一去,穴孔合闭起来,痛病也就消除[3]。"痛病必下"指的是"病痛之气便下行而愈[6]"。"下"的意思为"治愈,消除"。《素问·玉机真脏论》云:"弗治,病入舍于肺,名曰肺痹,发咳上气。"如果再耽误下去,病气就会传行并留止在肺部,这就是肺痹,发为咳嗽上气[3]。"上气"是由肺气不利所致,此处的"上"指病气上行。《素问·脉要精微论》云:"四变之动,脉与之上下。"脉搏的往来上下与四时的变迁是相应的[3]。这里的"上下"指人体脉象的升降沉浮。

五、范围

在《黄帝内经素问》中,"上-下"既可以指人体的头部和脚,也可以指人体的上下身,还可以指天地。《素问·太阴阳明论》云:"土者生万物而法天地,故上下至头足,不得主时也。"土的意义,相当于天地生养万物一样,从头至足,无处不到,所以不单主一个时季[3]。此处的"上下"表示范围的大小,指从头至足,无处不到。《素问·生气通天论》云:"故病久则传化,上下不并,良医弗为。"久病不愈,导致邪气稽留体内,甚者会内传并进一步演变,至上下不通阴阳阻隔之时,纵有良医,也必然无能为力[6]。句中的"上下不并"指上下不通,阴阳之气阻隔[6]。"上下"表示范围,指人体的上部和下部,泛指整个人体。《素问·三部九候论》云:"九候之相应也,上下若一,不得相失。"九候之间,应该相互适应,上下一致,不应该出现参差不齐等脉象[6]。句中的"上下"指九候的上部和下部,泛指九候的整体。《素问·天元纪大论》云:"上下相召奈何?"上指天气,下指地气。召,犹招也,此指感召。上下相召即天气和地气相互感召。

上述空间隐喻既体现了《黄帝内经素问》中的空间概念,又体现了中医学天地人合一的思想。

第二节 "内-外"空间隐喻

"内-外"这对词原本用于表示空间位置,但是在《黄帝内经素问》中多处用于隐喻其他概念。"内"常被用来隐喻病邪侵犯人体的运行状态,还用来表示范围、脉诊和房事等;而"外"则常用来隐喻病邪侵犯人体的运行状态和范围。

一、运行状态

在《黄帝内经素问》中,"内-外"空间范畴用于隐喻病邪在体内的运行状态,说明致病邪气侵犯人体的路径,描述疾病发生的位置,阐释疾病发生的机制等。

《素问·移精变气论》云:"贼风数至,虚邪朝夕,内至五脏骨髓,外伤空窍肌肤。"《素问·风论》云:"其病各异,其名不同,或内至五脏六腑。"《素问·奇病论》云:"当有所犯大寒,内至骨髓。"《素问·水热穴论》云:"夏者火始治,心气始长,脉瘦气弱,阳气留溢,热熏分腠,内至于经。"以上经文中的"内"均有"向内"之意,说明病邪在体内的运行路径,描述了病邪侵袭人体的部位,包括五脏六腑、骨髓、经脉等。

《素问·疟论》云："此气得阳而外出,得阴而内搏,内外相薄,是以日作。"《素问·疟论》云："瘅疟者,肺素有热,气盛于身,厥逆上冲,中气实而不外泄。"《素问·风论》云："风气藏于皮肤之间,内不得通,外不得泄。"又云："其人肥则风气不得外泄,则为热中而目黄。"《素问·水热穴论》云："肾汗出逢于风,内不得入于脏腑,外不得越于皮肤。"以上经文中的"内"和"外"均有"向内"或"向外"的意思,表示致病邪气向内或向外侵袭人体的方向,阐释了疾病变化的机制。

《素问·八正神明论》云："以息方吸而内针。"《素问·离合真邪论》云："吸则内针,无令气忤。"又云："呼尽内针,静以久留。"《素问·长刺节论》云："治腐肿者刺腐上,视痈小大深浅刺,刺大者多血,小者深之,必端内针为故止。"《素问·调经论》云："泻实者气盛乃内针,针与气俱内。"又云："持针勿置,以定其意,候呼内针,气出针入。"以上经文介绍了如何把握进针的时机,其中的"内"用作动词,意为"向里进","内针"即为"进针"。

二、范围

在《黄帝内经素问》中,"内-外"空间范畴用于表示范围。

《素问·上古天真论》云："中古之时,有至人者……游行天地之间,视听八达之外。"句中的"之间"和"之外"均表示范围,说明中古至人游历丰富,见闻广博。

《素问·生气通天论》云："天地之间,六合之内,其气九州、九窍、五脏、十二节,皆通乎天气。"《素问·脉要精微论》云："万物之外,六合之内,天地之变,阴阳之应,彼春之暖,为夏之暑,彼秋之忿,为冬之怒。"以上两句经文中的"六合之内"均表示范围,泛指天地之间[6]。

《素问·疟论》云："此得之夏伤于暑,热气盛,藏于皮肤之内,肠胃之外,此荣气之所舍也。"又云："风寒舍于皮肤之内,分肉之间而发。"这两句经文中的"之内"和"之外"也都表示范围,介绍病邪侵袭人体的路径和留藏的部位。

三、色诊和脉诊

在《黄帝内经素问》中,"内外"还可以用来表示诊断方法,"内"表示脉诊,"外"表示色诊。

《素问·宝命全形论》云："外内相得,无以形先,可玩往来,乃施于人。"

(针刺时)还要色脉相参,不能仅看外形,必须将症状吃透,达到纯熟的地步才能给人看病。其中的"外内"指"察色诊脉"[3]。

《素问·征四失论》云:"所以不十全者,精神不专,志意不理,外内相失,故时疑殆。"之所以不能得到十全的疗效,是由于精神不能集中,思想上不加分析,又不能参合色脉,因此时常产生疑问和困难[3]。此句经文中的"外内"亦是指色诊和脉诊。

四、房事

《黄帝内经素问》还经常使用"内"来表示房事。

《素问·五脏生成》云:"名曰肺痹,寒热,得之醉而使内也。"这种病叫作肺痹,它的致病原因是寒热,并在醉后入房。句中的"内"指房事[3,6]。

《素问·痿论》云:"故《下经》曰:筋痿者,生于肝,使内也。"所以《下经》云:筋痿的病生于肝,是由于入房过度引起的。此句经文中的"内"亦指房事[3,6]。

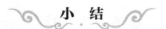

小 结

空间是人类生存必不可少的条件之一,也是较早产生的、可以直接理解的最基本概念之一。借助空间隐喻,宇宙空间中的各种关系和性状得以跨域投射到非空间的关系和性状上。这样,原本未知的、抽象的概念就会变得更为熟悉、更为具体,同时,人们的想象力也会变得更加丰富,在本来没有关系的事物之间建立起某种特殊的关联。

在《黄帝内经素问》中,空间概念以隐喻的方式来描述时间、范围、量级、情绪、身体状况、社会地位等抽象概念。

其中,"上-下"空间隐喻用于表示时间概念,较早为上,较迟则为下;表示数量的多少,数量多于某个数字为上,少于某个数字则为下;表示社会地位的高低,社会地位高为上,社会地位低则为下;表示气血在人体中的运行状态或趋势,说明致病邪气的性质,描述病位,解释病机等,疾病侵袭人体为上,而疾病渐愈为下;表示范围,既可以指人体的头部和脚,也可以指人体的上下身,还可以指天地。

"内-外"空间隐喻被用来隐喻病邪侵犯人体的运行状态,说明致病邪气侵犯人体的路径,描述疾病发生的位置,阐释疾病发生的机制等;表示范围,或指天地之间,或指病邪侵袭人体的路径和留藏的部位;表示诊断方法,"内"表示脉诊,而"外"则表示色诊;"内"还经常用来表示房事。

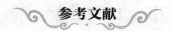

参考文献

[1] 孙毅.认知隐喻学多维跨域研究[M].北京:北京大学出版社,2013.

[2] Lakoff G, Johnson M. *Metaphors We Live By*[M]. Chicago:University of Chicago Press,1980.

[3] 郭霭春.黄帝内经素问语译[M].北京:人民卫生出版社,1992.

[4] 肖家燕.《红楼梦》概念隐喻的英译研究[M].北京:中国社会科学出版社,2009.

[5] 蓝纯.从认知角度看汉语的空间隐喻[J].外语教学与研究,1999(4):7-15.

[6] 山东中医学院,河北医学院.黄帝内经素问校释[M].北京:人民卫生出版社,1982.

第四章

本 体 隐 喻

人类的生存建立在物质基础之上，因此很早就掌握了与物体相关的丰富经验。这样就为通过"实体"来理解抽象概念提供了物质基础，从而派生出另一类隐喻——本体隐喻。本体隐喻是人类在体验物质实体的基础上，将思想、感情、心理活动、事件、状态等抽象的、模糊的、无形的概念看作具体的、熟知的、有形的实体，从而可以对其进行指称、量化，识别其特征及原因等。这样，不同的概念之间可以形成一种相互关联的认知方式。借助于这种认知方式，人类可以对事物、体验和进程予以概念化并赋予其确定的物理属性，从而不断地丰富、发展和升华对主客观世界的认知。

认知语言学的隐喻理论认为，隐喻无处不在，人类思维大多是建立在隐喻思维模式的基础之上，即借助一种事物去理解另一事物。从本质上来讲，隐喻就是源域和目标域两个认知域之间的结构映射，它既是人类认知活动的工具，也是人类认知活动的结果。本体隐喻是一种最为常见的隐喻，它将抽象的经验对象视为有形的实体，并进行范畴化、类别化和量化的改造；客观世界中存在着各种实体和物质经验结构，这些都为人们理解和认知另一经验对象提供了必要的物质基础[1]。

《黄帝内经素问》中存在大量的本体隐喻，类型丰富，主要包括自然隐喻、容器隐喻、动植物隐喻、管道隐喻、建筑隐喻和拟人隐喻等。例如，"增水行舟""提壶揭盖"等治法实际上就是一种本体隐喻。针灸经穴的隐喻性命名基本上都是本体隐喻，经穴、气血的功能等均是抽象的（虽然经穴的位置是具体的），然而古人借助对自然界和社会的观察所得的经验来为经穴命名，这些也都是本体隐喻。

第一节 自 然 隐 喻

自然隐喻是《黄帝内经素问》中最常见的一种本体隐喻。它是指人们将用于表达自然现象的各种具体概念作为始源域,如天、地、日、月、海、土、风、水、火、寒、暑、湿、燥、云、雾、星、雨等,投射到各种抽象而复杂的目标域之中。从隐喻认知的角度来看,人们常常用肉眼能够观察到的、容易理解的、熟悉的东西来解释说明肉眼无法看到的、不容易理解的东西,也就是用最基本的具体概念或范畴来解释那些人们并不熟悉的抽象概念或范畴。

古代医家深受中国传统文化"天人合一"整体思想的影响,认为人与自然密切相关。例如,《道德经》云:"人法地,地法天,天法道,道法自然。"《素问·宝命全形论》亦云:"人以天地之气生,四时之法成"。自然隐喻恰恰根源于这种"天人合一"的整体思想。在中国古代,虽然人们对人体内部组织的结构和功能具有强烈的认知需要,但是由于观察和认识水平受到当时历史和科技条件的制约而比较局限,因而古人创造性地从人与自然整体联系的角度来认识人体的各种生理和病理规律。古代医家借助各种自然现象来帮助认识人体,阐释人体器官的部位及功能,隐喻致病因素,为认识人体和治疗疾病提供了最经济、最有效的表述形式。

一、天地

天原本指人类生存范围(地球)以外的空间;地本来指地球表面最下方,贴近地壳的表面部分。在《黄帝内经素问》中,涉及天地的隐喻非常多,意义也非常繁杂。天经常被用来隐喻至高无上的地位、寿命长久、人体的上部等,而地则被用于隐喻女性的月经、寿命长久、人体的下部等。

《素问·上古天真论》云:"昔在黄帝,生而神灵,弱而能言,幼而徇齐,长而敦敏,成而登天。"古人认为,上天是神秘莫测的,具有至高无上的权威,能够统管人类。黄帝,此处指轩辕黄帝,被尊称为"天子"。人们利用对自然界中的"天"的认知来隐喻现实生活中至高无上的"天子","成而登天"隐喻"轩辕"在成年之后登上天子之位。

《素问·上古天真论》云:"二七而天癸至,任脉通,太冲脉盛,月事以时下,故有子。"在此句中,"天癸"指能够促进生殖功能的物质[2],是人体先天肾之精水[3],其产生是肾气作用的结果,物质基础是阴精。此处用"天癸"来隐喻这些物质,"天"用来强调这些物质的重要性。

《素问·上古天真论》云:"七七,任脉虚,太冲脉衰少,天癸竭,<u>地道</u>不通,故形坏而无子也。"此句中,女性的子宫被隐喻为自然界的"(土)地",女性月经绝止的生理现象则被隐喻为"地道不通"。王冰注:"经水绝止,是为地道不通。""地道"用来隐喻"月经"。

《素问·上古天真论》云:"此其<u>天寿</u>过度,气脉常通,而肾气有余也。此虽有子,男不过尽八八,女不过尽七七,而<u>天地</u>之精气皆竭矣。"此句中,"天寿"指先天禀赋,"天地"指男女[3],"天地之精气"隐喻"高寿男子"和"高寿女子"的先天精气,即肾气。

《素问·阴阳应象大论》云:"是以圣人为无为之事,乐恬憺之能,从欲快志于虚无之守,故寿命无穷,与<u>天地</u>终,此圣人之治身也。"此句指出,没有过高的欲望,心境平和,顺应天地自然的规律,就有可能寿命无穷,与天地终。古人认为,天地无边无际,深得养生之道的圣人,寿命能够像天地一样长久无终。此处借助对天地无边无际特点的认知来隐喻人的寿命长久。

《素问·阴阳应象大论》云:"以<u>天地</u>为之阴阳,阳之汗,以天地之<u>雨</u>名之;阳之气,以天地之<u>疾风</u>名之。暴气象<u>雷</u>,逆气象<u>阳</u>。"句中运用了多个隐喻,将人体的阴阳隐喻为天地自然,将人体阳气发泄而成的汗隐喻为天地间的"雨",将人体阳气的运行状态隐喻为"疾风",将刚躁暴怒之气的发作隐喻为"雷霆",将人体的上逆之气隐喻为自然界"阳火"的升腾。

《素问·宝命全形论》云:"若夫法<u>天</u>则<u>地</u>,随应而动,和之者若响,随之者若影,道无鬼神,独来独往。"本句中,"天""地"隐喻天地阴阳盈虚消长的道理,即自然规律;"响随声""影随形"隐喻遵循自然阴阳规律来诊治疾病会迅速取得明显的效果;"鬼神"原指神秘莫测的虚幻概念,"无鬼神"隐喻医学道理并不神秘;"独来独往"原指人孤僻的行为方式,不愿意与其他人交往,此处隐喻治病时若能熟练运用自然界的阴阳规律,便能够得心应手。

《素问·离合真邪论》云:"不知三部者,阴阳不别,<u>天地</u>不分,<u>地</u>以候<u>地</u>,<u>天</u>以候<u>天</u>,人以候人,调之中府,以定三部。"句中指出,如果不懂得三部九候,在阴阳方面不能辨别,在上下方面不能分清,从下部脉来诊察下焦,从上部脉来诊察上焦,从中部脉来诊察中焦,而这三部九候之脉,都是以胃气来察验的[3]。在"天人合一"观念的指导下,此处的"天""地""人"分别用于隐喻人体的上、中、下三部,以及这三部的上、中、下位置。

《素问·六微旨大论》云:"天之道也,如迎浮云,若视深渊,视深渊尚可测,迎浮云莫知其极。"天体运行变化的道理非常深远,就好像仰接浮云,又好像俯视深渊,但深渊还可以测量,而迎浮云却不可能知道它的极点何在[2]。此句中以"浮云"和"深渊"隐喻"天之道",形象地说明天体运行变化的道理非常深远,充分掌握这些道理并非易事。

《素问·示从容论》云:"此二者不相类也。譬如天之无形,地之无理,白与黑相去远矣。"这两种病变(即肺的病变和脾胃的病变)大不相同,就好像天是无形的,地是无际的,二者根本不同。又好比白颜色和黑颜色,二者相差得太大了[2]。此句中以"天之无形""地之无理"和黑白颜色的差距隐喻肺的病变和脾胃的病变存在着巨大差别,鉴别二者需要具备高超的诊察技艺和专心致志的态度。

二、日月

日是指银河系的恒星之一,是太阳系的中心天体,地球和其他行星都围绕它旋转,并从中获得光和热。月是环绕地球运行的一颗卫星,也是离地球最近的天体。在《黄帝内经素问》中,"日"被用来隐喻阳光、光明、阳气、面色等,而"月"则被用于隐喻脉搏的阴阳变化、女性的月经(月事)等。

(一) 面色和脉搏

《素问·移精变气论》云:"色以应日,脉以应月,常求其要,则其要也。"《类经》注:"色分五行而明晦是其变,日有十干而阴晴是其变,故色以应日。脉有十二经而虚实是其变,月有十二建而盈缩是其变,故脉以应月。"[2]色的明暗变化,像太阳之有阴晴,脉的虚实变化,像月亮之有盈亏。此句以"日"之明晦和"月"之盈亏分别隐喻"面色之明暗"和"脉搏之沉浮"。

《素问·移精变气论》云:"暮世之治病也则不然,治不本四时,不知日月,不审逆从。""不知日月",即不知道色脉与日月相应的变化和疾病的关系。"日月"指色脉与日月相应而言,亦即前文所说的"色以应日,脉以应月"[2]。此句与上例一样,以"日月"隐喻面色和脉搏的阴阳变化。

（二）月经

《素问·上古天真论》云："二七而天癸至，任脉通，太冲脉盛，月事以时下，故有子。"《素问·评热病论》云："身重难以行，月事不来，烦而不能食，不能正偃，正偃则欬。"又云："月事不来者，胞脉闭也。"《素问·腹中论》云："若醉入房中，气竭肝伤，故月事衰少不来也。"以上几句经文中的"月事"均为名词，隐喻女子的月经。

《素问·阴阳别论》云："二阳之病发心脾，有不得隐曲，女子不月。"句中的"二阳"即阳明，指胃和大肠二经，"不月"指月经不行。如果胃肠出现病变，病人经常会感觉到二便困难，而女子则会经闭不来。此句中的"月"作动词，隐喻女子来月经。

（三）其他

《素问·生气通天论》云："阳气者若天与日，失其所，则折寿而不彰。"人体之阳气，有如天上之太阳，如果太阳不能正常运行，万物就无法生存。此句中以"天"与"日"的关系来隐喻"人体"与"阳气"的关系。天上的太阳向自然界提供能量，而人体的阳气像太阳一样为人体提供各种生命活动所需要的能量。

《素问·移精变气论》云："余欲临病人，观死生，决嫌疑，欲知其要，如日月光。"句中指出，遇到病人的时候，需要观察病情的轻重，决断疾病的疑似，在掌握疾病的要领时，心中就像有日月的光亮一样豁然[2]。自然界中的日月之光给人间带来光明，句中以"日月光"隐喻医者掌握疾病要领时心中变得豁然开朗。

三、海

海是会意字，小篆字形"𣴴"，左边为水，右边为"每"，意思为"多"，二者组合起来，意为"水多势大"，有"海纳百川"之意。《说文解字》云："海，天池也。以纳百川者。"先民们在观察和比较自然与物体相似性的基础上，实现了从源域到目标域的映射，从而把自然界中的海隐喻为人体的不同脏腑，使海这一概念成为中医学的重要概念之一。

"四海"的说法自古以来就有。所谓"四海"，不仅指具体的东海、西海、南海和北海,还用来指称海内之地,即全国各地。经络学说认为,气血在十二经脉内循行,就像大地上的水流一样奔腾不息。在联想和类比的基础上,古人逐渐认识到,自然之海能够汇聚江河之水,而人体之"海"也可以汇聚气血精髓等精微物质。在取象比类的隐喻思维帮助下,中医也提出了"四海"的概念,即髓海、血海、气海和水谷之海。"髓海"指脑,为诸髓汇聚之处,是贮藏髓的容器。"血海"指起于胞中、下出会阴、贯穿全身的冲脉。冲脉总领和调节诸经气血,可以调节月经,主导生殖。所以,冲脉不仅被称为"血海",还被称为"十二经脉之海"和"五脏六腑之海"。《素问·痿论》云:"冲脉者,经脉之海也,主渗灌溪谷。"膻中享有"气海"之称。膻中是"肺之所居",即胸中,而肺藏人之宗气,或者说"气积于胸中",故得此名。"水谷之海"指胃。《素问·五脏别论》云:"胃者,水谷之海,六腑之大源也。"胃受纳、腐熟水谷,能够为五脏六腑提供营养,故有"水谷之海"和"五脏六腑之海"之称。

海是百川汇聚之处。《淮南子·泛论训》云:"百川异源,而皆归于海。"与百川入海相似,气血精髓等精微物质也在人体中汇聚,所以可以对自然界之海进行多种隐喻。因此,海不仅是自然界的地理概念,还被隐喻为人体的各种器官。这种隐喻式的命名方式反映了古人对自然的崇敬和深层次的认识,同时也体现了中医主客认同的隐喻思维方式。

在《黄帝内经素问》中,自然之海和人体器官之间存在许多隐喻映射,主要表现在人体器官的生理功能上。另外,海还用于隐喻远大高深的医学理论。

(一)生理功能

《素问·阴阳应象大论》云:"六经为川,肠胃为海,九窍为水注之气。"本句中把奔流不息的"河川"隐喻成人体内的六条经脉,以容纳百川的"大海"隐喻可以容纳饮食水谷的肠胃。

《素问·五脏别论》云:"胃者,水谷之海,六腑之大源也。"自然界中的"海"既具有强大容纳力,能够海纳百川,又具有强大的推动力,可以推动海水前行。本句中以"海"的这种特征隐喻胃的容纳饮食和初步消化水谷的生理功能。

《素问·太阴阳明论》云:"阳明者表也,五脏六腑之海也,亦为之行气于三阳。"《素问·痿论》云:"阳明者,五脏六腑之海,主润宗筋,宗筋主束骨而利机关也。"《素问·逆调论》云:"阳明者,胃脉也,胃者,六腑之海,其气亦下行。"《类经》注:"阳明者,太阴之表也,主受水谷以溉脏腑,故为五脏六腑之海。"足阳明胃经是足太阴脾经之表。胃能受纳水谷,供给五脏六腑营养物质,故为五脏六腑之海。本句中以具有巨大包容力的"海"隐喻能够受纳水谷,为五脏六腑提供营养物质的胃。

《素问·痿论》云:"冲脉者,经脉之海也,主渗灌溪谷。"冲脉是十二经脉的源泉,主输送营养以渗灌滋养肌腠。本句中以"海"是生命之源的特征隐喻冲脉能够为十二经脉输送营养物质的生理功能。

(二) 理论高深

《素问·征四失论》云:"道之大者,拟于天地,配于四海,汝不知道之谕,受以明为晦。"医学理论的远大,能和天地相比,能和四海相配,如若不了解明白医理的重要性,即使受到明白医理的传授,也会依然糊涂。本句以人们熟悉的辽阔无比的天地和四海隐喻远大高深的医学理论。

四、土

土是构成世界的基本物质之一,是人们赖以生存的自然条件之一。万物的生长离不开土地,土地是植物生长的基本条件之一,能够为其生长提供必需的营养物质,继而为微生物、动物和人类的生存提供物质来源。人类对自然之"土"的认识,最早应该来自于农业生产实践。早在约六千年前,古人就开始从事农业生产活动。在此过程中,逐渐加深对土的认识,并积累了较为丰富的土壤知识。从本质上讲,土只是自然界中广泛存在的一种固态物质。后来,人们不断地观察和认识土,逐渐了解其功能特性,将土归属于五行,从而形成一个独立的概念。土的物质性意义不断淡化,逐渐演变为一种与文化有关的认知模式和认知系统。

通过分析自然之土的功能特性和脾胃在人体内所发挥的作用,人们发现,自然之土与脾胃生理功能之间存在一系列的映射关系。自然之土具有巨大的承载能力,能够承载地球上的各种生物类群,而人体之脾胃可以受纳摄入体内的饮食水谷;自然之土可以腐熟化物,为生物提供生长所需的各种养分,而人体之脾胃可以腐熟水谷,为脏腑、经络、四肢百骸,以及筋骨肉皮毛等组织提供营养;自然之土可以涵养吸收水分,满足植物的生长需要,而人体之脾胃可以吸收水液,"以灌四傍"布散至周身;自然之土可以调节和分流水体,从而形成江河湖海,而人体之脾胃可以调节血液,统摄血液在经脉中的循行,防止溢出脉外;自然之土可以过滤和降解自然界中的有害物质,而人体之脾胃可以消化摄入体内的饮食水谷,分离糟粕而排出体外;自然之土是地球生物生存、生长的基本物质条件,而人体之脾胃是人类生命不息的基础。

　　自然之土的变化与脾胃的病机表现之间也存在一系列映射。自然之土承载的生物类群过少,就会导致土壤贫瘠不堪,而人体之脾胃无法正常受纳水谷,或者受纳甚少,就会导致机体的消化吸收能力失常,会导致倦怠、消瘦、气血化生不足、四肢肌肉痿废不用等病变,如《素问·太阴阳明论》云:"四支不得禀水谷气,气日以衰,脉道不利,筋骨肌肉,皆无气以生,故不用焉";自然之土贫瘠会导致作物减产,甚至绝收,继而导致其他动物失去食物来源,而人体之脾胃虚弱则会影响正常生命活动的进行,即所谓"无胃气则死";自然之土若遇洪水来袭,则无法很好地发挥吸收调节作用,导致洪涝灾害出现,而人体之脾胃受水湿侵犯,脾的运化水液功能减退,必然导致水液在体内停止,产生湿、痰、饮等病理产物,甚至导致水肿,如《素问·至真要大论》云:"诸湿肿满,皆属于脾。"《素问·阴阳应象大论》亦云:"湿胜则濡泻。"自然之土遭遇冷则会冻结,继而影响植物的生长,人体之脾胃受寒邪影响则导致脾失健运,影响身体对精微营养的吸收。自然之土承载的生物类群过多,会导致通气不良而形成沼地,产生沼气而导致土壤肥力降低,人体之脾胃受纳过多的饮食水谷,则会出现饮食停滞、消化不利,导致嗳气、腹胀、泄泻等。

　　自然之土的治理与脾胃治则之间也存在一系列的类比映射。对土壤进行施肥灌溉可以促进作物的生长,而中医主张补养脾胃之气,为人体的生长发育提供充足的精微营养;天阳温济自然之土,土气上腾以滋养世间万物,而中医主张升清降浊,升散脾胃之气,有助于水谷精微的运化和输布,以濡养机体;疏松土壤可以保持土地良好的承载力,而中医主张和降胃气,以受纳饮食水谷;土壤除湿可以改良土壤的性状,恢复和提高土壤的承载力,而中医主张祛除脾胃之湿邪,有助于机体恢复正常的生理功能;除草和休耕能够恢复和增强土壤的肥力,而中医主张"损谷则愈",以帮助脾胃恢复运化功能。

　　在《黄帝内经素问》中,自然之土和脾胃之间存在着诸多隐喻映射,主要表现在脾胃的生理功能、脾胃关系、外候、脉象等方面。

（一）生理功能

《素问·玉机真脏论》云:"脾脉者土也,孤脏以灌四傍者也。"《素问·金匮真言论》云:"中央为土,病在脾,俞在脊。"《素问·太阴阳明论》云:"脾者土也,治中央,常以四时长四脏。"《类经》注:"五脏所主……惟脾属土而蓄养万物,故位居中央,寄王四时各一十八日,为四脏之长,而不得独主于时也。""中央",脾在五行中属土,位居中央[3]。此处以自然界中孕育万物的"土"隐喻脾脏所具有的运化水谷、化生气血、濡养全身的生理功能。古人在农业生产过程中非常注意观察土壤的特性和功能等,而中医则以隐喻的方式进行类比,用来阐释脾胃的生理功能和病理变化。土输养分,脾气散精;一旦获得充足的养分精微,植物就可以正常生长,而在人体则表现在营卫气血津液输布周身,从而温煦滋养脏腑组织、四肢百骸;土壤贫瘠会导致植物生长不利,甚至萎蔫,在人体则表现在脾虚导致升清无力,运化失常,出现营养障碍,水液无法布散而生湿酿痰;脾气虚则精微化生不利,无法布散精微,导致腹胀纳少,肢体倦怠,神疲乏力,形体消瘦。对土壤的治理则被用于解释中医理论中的脾胃治则。

《素问·太阴阳明论》云:"脾脏者常著胃土之精也,土者生万物而法天地,故上下至头足,不得主时也。"脾脏储藏胃的精气,而为胃行其津液,以营养四肢百骸,脾土的这种作用,就好像天地养育万物一样,所以能够从上到下,从头至足,输送水谷精微,无处不到,而不专主于一时。此处以古人对"天地养育万物"的道理的认知,隐喻脾脏灌输水谷精微至全身的功能。

《素问·阴阳应象大论》云:"湿胜则濡泻。"《素问·脏气法时论》云:"脾苦湿,急食苦以燥之。"《素问·至真要大论》云:"诸湿肿满,皆属于脾。"由此可见,古人很早就已经认识到土喜燥不湿,中医学将对土壤的这些认识类比用于对脾胃的认识,即"脾喜燥而恶湿"。湿盛会影响脾的正常运化功能,导致"湿困脾",而土壤积水则受困,二者具有很大的相似性。如果脾虚而水湿停留不化,则需化湿。化脾胃之湿的治则很可能来源于脱土壤之水涝的治土方法。

(二)脾胃关系

《素问·玉机真脏论》云:"五脏者,皆禀气于胃。"《素问·太阴阳明论》云:"四支皆禀气于胃,而不得至经,必因于脾,乃得禀也。"《素问·厥论》云:"脾主为胃行其津液者也。"此三句经文以土地对作物生长的重要性隐喻脾胃的功能。古人在农业生产实践中发现,定期为土壤施肥浇水能够保持土壤的墒情和肥力。中医将土壤与脾胃比类,认为脾胃也具有与土壤类似的功能,是人体的"后天之本""生化之源"。人体五脏的协调与作物的正常生长相类比,饮食水谷与杂草、庄稼等入土能化生肥料的物质以及灌溉土壤的农业用水相类比。如果土地贫瘠,则需要及时进行施肥浇水,从而为植物提供充分的水分和养料,保证其正常生长,而若脾胃不足,则应益气养阴,恢复其化生水谷精微的生理功能,以濡养脏腑筋骨。如果胃气虚弱,胃失和降,则脾无所禀受,导致运化功能失调,脏腑及经络皆病。因此,需要补养脾胃之气,以保持脾胃的运化功能正常,不断地产生充足的精微物质,以满足濡养周身的需要。由此可见,从隐喻的角度来看,补养脾胃的治则很可能来源于对土壤施肥灌溉的改土治土方法。

（三）外候

《素问·脉要精微论》云:“黄欲如罗裹雄黄,不欲如黄土。”面部的五色,是精气的外在表现。黄色应该像用丝织品包裹着雄黄一样,黄中透红而明润,不应该像黄土一样,枯暗无华。此句中用丝织品包裹着雄黄呈现出的黄中透红的颜色隐喻正常的面色,用黄土隐喻枯暗无华的面色。

《素问·脉解》云:“所谓面黑如地色者,秋气内夺,故变于色也。”肾主黑色,秋天阴气始生,阳气始衰,阴阳交争而内夺,人则少阴之气应之,肾中精气亏虚,故面色变黑如地色[3]。所谓面色发黑,是因为秋天阴生阳衰,阴阳交争,精气内夺而肾虚,故面色变黑。此句中以土地之色隐喻因为阴阳交争、精气内夺、肾虚而致的发黑面色。

（四）脉象

《素问·大奇论》云:“脉至如颓土之状,按之不得,是肌气予不足也。”《类经》注:“颓土之状,虚大无力,而按之即不可得。肌气即脾气,脾主肌肉也。”脉来恰似倾颓的腐土,虚大无力,重按则无,说明脾给予脉的精气不足[3]。此句中以颓土隐喻虚大无力、精气不足、重按则无的脉象。

五、风

自古以来,自然界一直是人类赖以生存的物质空间。风是一年四季中最为常见的气候现象之一,因此人们能够普遍感知到风的存在。通过身体对风的不断体验,人们获得许多对风的认知,比如风是流动的,风是看不见的,风是变化无常的,微风让人感到舒适怡然,大风令人感到不适,暴风威力巨大,摧枯拉朽等。在认识中风病的过程中,当病人出现突然昏仆、半身不遂、口舌歪斜、言语謇涩或不语、偏身麻木等各种症状时,人们努力去查找疾病的原因,探索其病理机制,以便对疾病进行相应的治疗,缓解或消除病痛。于是,人们往往会结合自身的身体体验,回想出现病症之前的情况,从自然气候方面寻找病因。回想到有可能酒后吹风,浴后吹风或者睡眠时受风等亲身经历,人们自然会将风与疾病联系起来,认为风是病因。例如,《素问·风论》云:"风中五脏六腑之俞,亦为脏腑之风,各入其门户所中,则为偏风。"

后来,医家们通过反复观察和思考,不断地拓展在人与自然的联系性方面的隐喻思维,发现风病的临床表现与自然界之风的特征有很多相似之处:风病起病急骤、证见多端、变化迅速,与自然界之风"善行而数变"的特征非常相似;风病发作时,使人动摇震颤,甚至跌仆昏倒,与风能够摇动物体的特征非常相似。就这样,在对风的生理和心理体验的基础上,古人不断对比风病和自然界之风的相似性,创造性地运用自然界之风来阐释风病形成过程中人体内部的复杂变化机制。风已经不再仅仅是一个表示自然界气候因素的具体范畴,而是通过隐喻映射成为抽象的中医病因概念,从而形成一系列与风有关的隐喻。这在《黄帝内经素问》中的表现尤为突出。

《素问·生气通天论》云:"故风者,百病之始也。"又云:"风客淫气,精乃亡,邪伤肝也。"《素问·阴阳应象大论》云:"风伤筋,燥胜风。"又云:"春伤于风,夏生飧泄。"《素问·五脏生成》云:"卧出而风吹之,血凝于肤者为痹,凝于脉者为泣,凝于足者为厥。"《素问·玉机真脏论》云:"今风寒客于人,使人毫毛毕直,皮肤闭而为热。"《素问·疟论》云:"夏伤于大暑,其汗大出,腠理开发,因遇夏气凄沧之水寒,藏于腠理皮肤之中,秋伤于风,则病成矣。"《素问·风论》云:"风之伤人也,或为寒热,或为热中,或为寒中,或为疠风,或为偏枯,或为风也。"又云:"风者善行而数变,腠理开则洒然寒,闭则热而闷"。《素问·风论》还提到了"疠风""肝风""心风""脾风""肺风""肾风""胸风""目风""漏风""内风""首风""肠风""泄风"等以风为病因的病证。《素问·骨空论》云:"风从外入,令人振寒,汗出头痛,身重恶寒。"《素问·调经论》云:"风雨之伤人也,先客于皮肤,传入于孙脉。"在以上经文中,自然界中瞬息万变、摧折伐木的"风"被隐喻为具有变化多端、游走不定等特征的致病因素,即"风邪",能够引起人体发热、汗出、恶风等症状。

《素问·上古天真论》云:"夫上古圣人之教下也,皆谓之,虚邪贼风,避之有时,恬恢虚无。"《素问·四气调神大论》云:"贼风数至,暴雨数起,天地四时不相保。"《素问·移精变气论》云："贼风数至,虚邪朝夕,内至五脏骨髓,外伤空窍肌肤。"《素问·太阴阳明论》云："故犯贼风虚邪者,阳受之。""虚邪贼风"指一切反常的气候及外在的致病因素。高士宗注："四时不正之气,皆谓之虚邪贼风。"[4]张介宾注："贼者,伤害之名。凡四时不正之气,皆谓之贼风邪气。"[5]因邪气常乘人体之虚而入侵,故称"虚邪";六淫之害,亦常于不知不觉中偷袭人体,故称"贼风"。所以王冰云："邪乘虚入,是为虚邪;窃害中和,谓之贼风。"在以上经文中,"贼风"用于隐喻在不知不觉中侵袭人体的一切反常的气候及外在的致病因素。

《素问·阴阳应象大论》云："故邪风之至,疾如风雨,故善治者治皮毛,其次治肌肤,其次治筋脉,其次治六腑,其次治五脏。""邪风"指不正常的六气[3],泛指外界的致病因素[2]。外界邪气的到来,迅猛有如疾风暴雨,所以善于治病的医生,应该能够及时抓住时机早期治疗。此句中把侵袭人体的来势汹汹的邪气隐喻成迅猛的暴风雨。

《素问·著至教论》云："三阳独至者,是三阳并至,并至如风雨,上为巅疾,下为漏病。"又云"三阳者,至阳也,积并则为惊,病起疾风,至如礔砺,九窍皆塞,阳气滂溢,干嗌喉塞。"这两句经文都是黄帝在向雷公解释何谓"三阳并至"。三阳并至时会引发疾病,病起时如风一样迅速,病至时如霹雳一样激烈。此处以人们生活中熟悉的自然现象——疾风和霹雳隐喻"三阳并至"时引发疾病的情况,迅速而激烈。

六、水

水是生命之源,是世间万物赖以生存和发展的不可缺少的最重要的物质资源之一。自古以来,人类就对水形成了许多认识:水流不息,无处不在,能够滋养世间万物,使其生机勃勃。人类对自然界之水的流动性、润湿性、溶解性及其用途等相关知识的体察,被中医学家成功地、隐喻或类比地用于人体生理功能、病理变化以及治疗的说明与解释[6]。

在长期观察和思考的基础上,古代医家发现自然之水与人体之水具有很多相似之处,从而形成诸多隐喻映射。自然之水循环往复,奔流不息,可以滋养世间万物,而人体之水循行周身,可以滋养五脏六腑、筋脉骨肉;自然之水太过则会导致洪涝灾害,不及则出现干旱,而人体之水太过则会导致水病,匮乏则出现燥病;自然之水太过时,必须及时需要开闸泄洪或者高筑堤坝,雨水不足时则会求雨掘井,而人体之水太过时,应该补土制水或者发汗、利小便,匮乏时则需要补液生津;自然之水可以荡涤污垢,而人体之水也可驱逐体内邪毒;自然之水可以调节气候,而人体之水亦可调节体温;自然之水可以运载船只,河道干涸则舟船不行,而人体之水可以运送营养物质,津液亏虚则大便坚硬难出。

在《黄帝内经素问》中,自然之水和人体之水之间存在着诸多隐喻映射。水已经不再仅仅用于表示自然界中的具体范畴,而是通过隐喻映射成为抽象的中医学概念,从而形成一系列与水有关的隐喻。水隐喻主要体现在人体的生理功能、病理变化、脉象等方面。

（一）生理功能

《素问·五脏生成》云:"诸脉者皆属于目,诸髓者皆属于脑,诸筋者皆属于节,诸血者皆属于心,诸气者皆属于肺,此四支八溪之<u>朝夕</u>也。"朝夕,即"潮汐"的假借字[3],言人身气血往来,如海潮之消长,早曰潮,晚曰汐[2]。此句中以自然界"潮汐之往来"隐喻人体的气血筋脉向四肢八溪灌注的样子。

《素问·上古天真论》云:"肾者主水,受五脏六腑之精而藏之。"《素问·逆调论》云:"一水不能胜两火,肾<u>水</u>也,而生于骨,肾不生,则髓不能满,故寒甚至骨也。"又云:"肾者,<u>水</u>脏,主津液,主卧与喘也。"《素问·痿论》云:"故《下经》曰:肉痿者,得之湿地也。有所远行劳倦,逢大热而渴,渴则阳气内伐,内伐则热舍于肾,肾者<u>水</u>脏也。"《素问·水热穴论》云:"肾者,至阴也,至阴者,<u>盛水</u>也。"在中医学看来,肾的主要功能之一是主水,指肾具有主持和调节水液代谢的功能。"肾为水脏"主要是指肾在调节体内水液平衡方面起到极为重要的作用。以上经文中以水的特性隐喻肾脏的生理功能。

《素问·玉机真脏论》云:"脾脉者土也,孤脏以<u>灌</u>四傍者也。"《类经》注:"脾属土,土为万物之本,故运行水谷,化津液以灌溉于肝心肺肾之四脏者也。"土在四方无定位,而应于四隅,在人则脾居中央,以养其余四脏。本句中以水之灌溉四方土地形象地隐喻脾具有运行水谷、为肝心肺肾四脏输送营养物质的功能。

（二）病理变化

《素问·生气通天论》云:"目盲不可以视,耳闭不可以听,<u>溃溃乎若坏都</u>,<u>汩汩乎不可止</u>。"眼睛昏蒙不清,耳朵闭塞不闻,说明病势十分危急,就像水泽

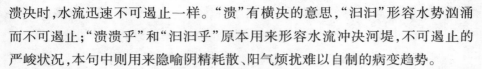

溃决时,水流迅速不可遏止一样。"溃"有横决的意思,"汩汩"形容水势汹涌
而不可遏止;"溃溃乎"和"汩汩乎"原本用来形容水流冲决河堤,不可遏止的
严峻状况,本句中则用来隐喻阴精耗散、阳气烦扰难以自制的病变趋势。

《素问·离合真邪论》云:"夫邪去络入于经也,舍于血脉之中,其寒温未
相得,如<u>涌波</u>之起也,时来时去,故不常在。"当邪气离开络脉而进入经脉,就会
稽留血脉之中。邪正相争,真邪尚未相合,血脉中的邪气就像波浪一样起伏不
定,时来时去,因此没有定处。此句以"涌波"的起伏不定隐喻邪气在血脉中无
有定处,邪正相争,导致脉象浮大。

《素问·逆调论》云:"是人多痹气也,阳气少,阴气多,故身寒如从<u>水</u>中
出。"这样的人大多患有痹证,原因在于体内阳虚阴盛,身体经常会有发冷的感
觉,就像刚从冷水中出来一样。痹证患者阳气少而阴气多,阴胜而阳不足,阴
胜而生内寒,阳虚而生外寒,故觉身寒。本句中以从冷水中出来时感觉身体发
冷隐喻痹证身寒之感觉。

《素问·气厥论》云:"涌水者,按腹不坚,水气客于大肠,疾行则鸣<u>濯濯</u>,
如囊裹浆,水之病也。""濯濯",水激荡之声,此处指肠鸣。王冰注:"肠鸣则濯
濯有声。"患有涌水病的人,按其腹部感觉不甚坚硬,是由于水气留居于大肠的
缘故。因此,快速行走时肠中会发出濯濯鸣响,就像用袋子盛着水浆发出的声
音一样,这是水气所形成的疾病。此句中以皮囊裹着水浆发出的声音隐喻水
气留居于大肠产生的濯濯肠鸣声。

(三) 脉象

《素问·脉要精微论》云:"浑浑革至如<u>涌泉</u>,病进而色弊。""浑浑",《广
雅》释训,"大也",此指大脉而言。脉来刚硬过甚而急速如泉水上涌者,为病
势正在进展,且有危险。此句中以泉水上涌隐喻刚硬过甚而急速之脉的感觉,
易于医者把握。

《素问·玉机真脏论》云:"其来如<u>水之流</u>者,此谓太过,病在外。"脾脉来
时如水之流动,这叫作太过,主病在外。此处以"水之流动"隐喻脾之病脉的
脉象。

《素问·大奇论》云:"脉至如喘,名曰暴厥。暴厥者,不知与人言。"吴昆
注:"如喘者,如喘人之息,有出无入也,为气逆暴厥。气逆而上,则神明皆为壅
蔽,故不知与人言。"暴厥,病名,其症为突然昏厥,不省人事。脉来喘急,突然

昏厥不知与人言语的,名叫暴厥[2]。有学者认为,"脉至如喘"意为脉来如水之湍急[3]。由此可见,此句中以湍急的水流隐喻发生暴厥时的急脉的状况。

《素问·大奇论》云:"脉至如涌泉,浮鼓肌中,太阳气予不足也。"脉来如涌动的泉水,浮而有力,鼓动于肌肉之中,说明足太阳膀胱经给予脉的精气有所不足。此处以喷涌之泉水隐喻浮而有力的脉象,生动形象而又直观易懂。

《素问·平人气象论》云:"死脾脉来,锐坚如鸟之喙,如鸟之距,如屋之漏,如水之流,曰脾死。""如屋之漏",形容脉来如屋之漏水,点滴而下,缓慢而无规律。"如水之流",形容脉去而不至,如水之流逝。此处以屋之漏水点滴而下和水之流逝去而不返隐喻脾死脉的脉象特点。

七、火

在人类的认识空间中,火是普遍存在的。通过观察火的性质和特点,人类逐渐加深了对火的认识,如火无质无形,火色赤,火性燥,火性动,火可烧焦他物等。古代医家在对火的性质进行体察的基础上,将对自然之"火"的认知隐喻到中医学中,形成了"火邪""火证"等概念。人体之火太过被称作"火邪",火邪所引起的生理功能失调被称为"火证"。《医旨绪余·药性裁成章》指出:"五脏皆有火,平则治,病则乱。"和平之火不容易被观察出来,而"火邪"的表现却是显而易见。脏腑之"火证"显示出一些与火相类的特性,像色赤、焦灼、干燥、躁动不安等。例如,肝火表现为胁痛、目赤,心火表现为口舌生疮,脾火表现为口疮口臭,肺火表现为干咳鼻衄,肾火表现为赤白便浊,胆火表现为目黄、口苦、坐卧不宁,胃火表现为牙疼龈宣、颧腮颐肿,大肠火表现为喉痛、便秘不通,等等。

火焰或火苗具有升腾、跳动这一状动态特征。通过寻找自然之火与火证的相似特征,古代医家认为出现"冲上""躁狂""瞀瘛"等症状都是因火而起。"冲上"与火之"炎上"具有相似之处;而"躁狂"和"瞀瘛"又与火焰的"升腾"和"跳动"的特点类似。《素问·至真要大论》亦云:"诸热瞀瘛,皆属于火""诸逆冲上,皆属于火""诸燥狂越,皆属于火"。

火无形质,炽烈迅猛,难以控制,危害巨大。火邪致病也表现出类似的特点,病情发展迅速,变化多端,对人体危害巨大。清·费伯雄在《医醇剩义·火》中指出火证的诸多类型和巨大危害,"人身之火,一经激发,则金销、水涸、木毁、土焦,而百病丛生矣。其因于风者,为风火。因于湿者,为湿火。因于痰

者，为痰火。阳亢者，为实火。劳伤者，为虚火。血虚者，为燥火。遏抑者，为
郁火。酒色受伤者，为邪火。疮疡蕴结者，为毒火。又有一种无名之火，不归
经络，不主病症，暴猝举发，莫能自制，则气血偏胜所致。"

在《黄帝内经素问》中，火表现出诸多的隐喻映射，主要表现为天气暑热和
人体的病理变化两个方面。

（一）天气暑热

《素问·气交变大论》云："上临少阴少阳，火燔炳，冰泉涸，物焦槁。""少
阴少阳"指戊子、戊午、少阴司天之年和戊寅、戊申、少阳司天之年。"燔炳"指
燃烧。如果遇到少阴、少阳司天，火热之气会变得像火烧一样亢盛，会导致水
泉干涸、植物焦枯的后果。本句中以火烧之热隐喻少阴、少阳司天时火热之气
的亢盛状况，"冰泉涸，物焦槁"同样也是火烧导致的结果。

《素问·气交变大论》云："复则炎暑流火，湿性燥，柔脆草木焦槁，下体再
生，华实齐化。""复"即复气，有报复之义。如果木气受到克制，则其子气（火
气）来复，那么就会炎热如火，万物干燥，柔嫩脆弱的草木也都变得焦枯，枝叶
从根部重新长出，从而出现花实并见的状况。句中以"流火"（炎热如火）隐喻
木气受到克制时其子气（火气）来复的炎热状况。

《素问·气交变大论》云："春有惨凄残贼之胜，则夏有炎暑燔烁之复。"如
果春天反见寒冷伤害的金气，夏天就会有炎热如火燔烧的气候。又云："夏有
炎烁燔燎之变，则秋有冰雹霜雪之复。"如果夏天非常炎热，出现如火燔烧一般
的变化，那么秋天就会出现冰雹霜雪等反应。此两句经文中均以烈火燃烧产
生的强烈烧灼感隐喻夏天天气之炎热。

《素问·五常政大论》云："大暑流行，甚则疮疡燔灼，金烁石流。""金烁石
流"形容火炎太过，可使金石熔化。（少阴君火司天），火气当权，所以大暑流
行，甚至病发疮疡、高烧。炎暑酷热的情况，好像能使金烁石流一样。本句经
文中以只有在高温情况下才能出现的"金烁石流"隐喻炎暑的酷热状况。

《素问·六元正纪大论》云："火郁之发，太虚肿翳，大明不彰，炎火行，大
暑至，山泽燔燎，材木流津，广厦腾烟，土浮霜卤，止水乃减，蔓草焦黄。"火郁发
作的时候，天空的太阳被遮盖，不很明亮，炎火流行，暑热之气到来，山泽之间
热如火烤，树木被烤得流出汁液，大厦上烟气升腾，地面上浮起一层霜卤，井水
日渐减少，细茎而长的蔓草变得焦黄。本句介绍火郁发作时引发的各种变化，

其中以山泽之间热如火烤来隐喻暑热的程度。

（二）病理变化

《素问·生气通天论》云："烦则喘喝，静则多言，体若燔炭，汗出而散。""体若燔炭"形容病人发高热，像炭火烧灼一样[2]。及至暑邪伤气，即使不烦喘时，也会多言多语，身体像烧炭一样发热，必须出汗，热才能退。本句谈及暑邪伤气时身体发热的感受，并以炭火烧灼的感觉加以隐喻，可见发热之高。

《素问·逆调论》云："人有四支热，逢风寒如炙如火者何也？"又云："独胜而止耳，逢风而如炙如火者，是人当肉烁也。"在这两句中，"如炙"指自觉热甚，"如火"指他人感其热甚[2]。吴昆注："如炙，自苦其热如熏炙也；如火，人探其热如探火也。"[7]"肉烁"指肌肉消瘦[2]。王冰注："烁，言消也，言久久此人当肉消削也。"[8]本句隐喻人体阴虚阳亢，外遇阳邪，两阳相加，炙烤津液肌肉，逢风而热得如炙如火，其人必然肌肉逐渐消瘦。

《素问·疟论》云："至病之发也，如火之热，如风雨不可当也。"疟疾发作的时候，热得像火燃烧时一样剧烈，又像暴风骤雨般势不可挡。本句中以烈火的剧烈燃烧和暴风骤雨隐喻疟疾发作的突然性和巨大的威力。

《素问·奇病论》云："身热如炭，颈膺如格，人迎躁盛，喘息气逆，此有余也。"身上发热像炭火燃烧一样，感觉颈项和胸膺之间格塞不通，人迎脉躁动急数，呼吸喘促，肺气上逆，说明邪气有余[3]。"身热如炭"是邪气有余的证候，此句中以炭火隐喻身体发热的严重程度。

《素问·大奇论》云："脉至如火薪然，是心精之予夺也，草干而死。"吴昆注："薪然，火之初然，或明或灭也。夺，失也。草干，冬也。"然，通燃，烧也。脉来如薪燃之火，其形飘忽不定，这是心脏的精气给予、夺失，等到野草干枯的季节就会死去。本句中以新燃之火之不稳定性隐喻脉来其形不定，为心脏精气有夺失之象。

《素问·至真要大论》云："少阴之复，燠热内作，烦躁鼽嚏，少腹绞痛，火见燔炳，嗌燥。""燔炳"，即燃烧。少阴报复致病，烦热从心里发生，烦躁，鼻流血，喷嚏，少腹绞痛，火现于外，身热如焚烧，咽嗌干燥。本句介绍少阴报复致病的情况，其中以火之焚烧隐喻身热的感觉。

八、溪谷

"溪"，从水，从奚，奚亦声。"奚"意为"世世代代"。"水"与"奚"结合起来表示"世世代代流淌的水"。故溪的本义为"一向就有、不知源自何时的无名水流"。"谷",指两山间的夹道或流水道,或指两山之间。《尔雅·释水》云:"水注川曰溪,注溪曰谷。"《水经注·汶水》亦云:"俯视溪谷,碌碌不可见丈尺。"

自然界的溪和谷原本是一些常见的自然物象,被映射到人体域里,用于指代人的肢体肌肉之间相互接触的缝隙或凹陷部位。大的缝隙处称"谷"或"大谷",小的凹陷处称"溪"或"小溪"。溪和谷与人体部位之间的这种联系,反映了一种基于物理属性的相似性,即形态、走向和位置等。古人在理解自然界溪和谷的关系与形成的基础上,对于人体的溪和谷也就产生了感性的认知。中医根据穴位与溪、谷等物象在结构、位置、功能等方面的相似之处进行跨域构建,从自然域映射到人体域,形成生动易懂的隐喻概念,使得这些词语在自然物象的基础上增加了医学义项,丰富了中医学的语言表达。

《黄帝内经素问》中出现了以下与溪、谷相关的语句。

(一) 人体部位

《素问·阴阳应象大论》云:"溪谷属骨,皆有所起。""溪谷",为肌肉会聚之处;"属骨",为骨相连的组织,或称"骨属"。它们都有一定的起止终点。

《素问·五脏生成》云:"此四支八溪之朝夕也。"《类经》注:"八溪,手有肘与腋,足有髀与腘也。"八溪,即八虚,指上肢部的肘关节、肩关节,下肢部的膝关节、髋关节。左右侧共八处。

《素问·气穴论》云:"余已知气穴之处,游针之居,愿闻孙络溪谷,亦有所应乎?"又云:"肉之大会为谷,肉之小会为溪。肉分之间,溪谷之会,以行荣卫,以会大气。"《素问·痿论》云:"冲脉者,经脉之海也,主渗灌溪谷。"《素问·气穴论》云:"内为骨痹,外为不仁,命曰不足,大寒留于溪谷也。溪谷三百六十五穴会,亦应一岁。"《素问·气交变大论》云:"其眚北,其脏肾,其病内舍腰脊骨髓,外在溪谷踹膝。"《素问·六元正纪大论》云:"其运寒,其化凝惨凓冽,其变冰雪霜雹,其病大寒留于溪谷。"以上语句中多次提到溪谷。溪谷,《类经》注:"肉之会依乎骨,骨之会在乎节,故大节小节之间,即大会小会之所,而溪谷出乎其中。凡分肉之间,溪谷之会,皆所以行荣卫之大气者也。"宋均曰:"无水曰谷,有水曰溪。故溪谷之在天地,则所以通风水;在人身,则所以通血气。"在自然界中,与溪相比,谷的数量相对较少,有谷就会有溪,溪一般会顺着谷的走向而行。对人体而言,溪,指肢体筋骨、肌肉之间相互接触的罅隙或凹陷部位。大的缝处称谷或大谷,小的凹陷处称溪或小溪。分肉之间,是溪谷会合的部位,能通行营卫,会合宗气。

(二) 经络穴位

《素问·五脏生成》云:"人有大谷十二分,小溪三百五十四名,少十二俞。""大谷",指人体的大关节。《类经》注:"大谷者,言关节之最大者也。节之大者无如四肢,在手者,肩、肘、腕;在足者,髀、膝、腕各有三节,是为十二分。""小溪",指肉之小会,也就是人体俞穴。除了人体部位,溪、谷还泛指经络穴位。具体而言,谷相当于十二经脉循行的部位,溪相当于三百六十五个经穴的部位。

中医穴位以溪、谷进行的命名非常丰富。例如,以溪命名的有后溪、天溪和侠溪等,以谷命名的有前谷、陷谷、通谷、阳谷、阴谷和漏谷等。这些穴位虽然在人体的位置不同,用于指称不同的穴位,但它们都有一个共同之处,即处于间隙凹陷处,这正是溪谷所在的位置。

第二节　容器隐喻

在本体隐喻中,最典型和最具代表性的当属容器隐喻。莱考夫和约翰逊指出,容器隐喻的来源是人们经常将身体视为一个具有内部空间和外部边界的容器,而且物质在不断地进出其中,例如进餐、排出体内废物、呼出空气、吸入空气等表达。另外,人们还经常把自身视为独立于周围世界的实体,人们的日常活动就像进出各种容器一样,例如走进教室、走出房间、进城、出城等[9]。由于容器图式具有形象具体的特点,所以人们便不由自主地将这种概念投射到人体以外的其他物体,如田野、丛林、房子等,甚至将一些无形和抽象的行为、活动、状态也视为容器。这样,语言中出现大量的容器隐喻也就是很自然的事情了。

在长期的生活实践中,人们对容器形成了很多认识。容器是一种物质实体,既有内外和深浅,又有中心和边缘;容器都具有一定的空间,因此可以容纳各种各样的物品;在容纳物品时,容器处于充满的状态,而不存放物品时,容器是中空的;容器都有门、口、孔、窗户等,成为与外界相互交流的通道。容器隐喻将抽象的思想、情绪、事件、状态、范围等视为容器,以隐喻的方式映射到目标域,使这些抽象事物获得容器的某些属性,这样就更容易得到理解和接受。

大量的语言现象证明,人类从自身的身体经验和物质体验出发,通过获取的对容器的认识,形成了很多隐喻概念。《黄帝内经素问》中同样也存在着大量的容器隐喻。其中出现了很多可以直接或间接表达容器的词汇,例如府、仓、家、舍、室、器等;还出现了很多表达容器属性或功能的词汇,例如门、内(里)、外(表)、中、开、闭、入、出、藏、虚、实、满、通等。中医理论体系中的很多概念或范畴,如脏腑、经络、腠理等,内涵非常复杂,也非常抽象,明显地体现出建立在物质形态基础上的功能属性。而西医理论中对这些概念或范畴的描述差别很大。作为认知方式的隐喻恰恰可以帮助解决中医理论在语言表达上面临的问题,将抽象的概念或范畴比类成具体的容器或者容器的通道等,使其具有一定的容积和空间,从而更加形象地表达其功能及作用,有助于理解和把握这些概念或范畴。在《黄帝内经素问》中,容器隐喻主要表现在身体、脏腑、身体和脏腑的门户等方面。

一、身体

在解剖学尚不发达的古代,由于无法清楚地看到人体的内部结构,古人往往根据日常生活中的身体感受,将人体看作一个具体的容器,可以源源不断地与外部世界进行物质和能量交换。在生理条件下,人体是一个有机整体,各脏腑器官发挥正常的功能,维持体内的正常生理代谢,饮食水谷进入体内,提供人体所需的精微物质,同时将新陈代谢的产物排出体外。而在病理状态下,六淫病邪会侵犯入里,导致脏腑功能失调,饮食水谷及代谢产物的出入出现异常。中医学将整个人体看作体积较大的容器,而将体内的一些部位或器官看作体积较小的容器。于是,这些部位和器官也具有了容纳具体物质或抽象概念的属性,有利于更好地阐释与理解其生理功能和病理变化。

《黄帝内经素问》中主要有以下身体容器隐喻:

《素问·生气通天论》云:"高粱之变,足生大丁,受如持虚。"过多摄入肥甘厚腻之品,往往会出现疔疮,人体易遭病邪侵袭,犹如空着的容器等待装入物品一样。此处以"拿着空的器具,等待受盛物品"来隐喻人体患病的容易程度。

《素问·脉要精微论》云:"仓廪不藏者,是门户不要也。水泉不止者,是膀胱不藏也。"张登本、武长春《内经词典》注："谷藏曰仓，米藏曰廪"。仓廪本来指储藏米谷的仓库，隐喻脾胃具有受纳水谷、运化精微的功能，故称脾胃为仓廪。膀胱是贮存和排泄尿液的器官，此处也被隐喻成容器。

《素问·脉要精微论》云："头者，精明之府，头倾视深，精神将夺矣；背者胸中之府……腰者肾之府……膝者筋之府……骨者髓之府……""府"，过去指官吏办理公务的地方、高官和贵族的住宅或者官方收藏文书或财物的地方；此处将人体的头、背、腰、膝、骨等部位隐喻成"府"，即容器，从而赋予其储藏和容纳的功能，这样以上身体部位也就可以理解成精神、五脏、肾、筋、髓等物质或能量的汇聚之所。

《素问·汤液醪醴论》云："开鬼门，洁净府，精以时服。""鬼门"，即汗孔；"净府"，即膀胱。将汗孔看作"门"，将膀胱视为"府"，也就将这些器官和部位隐喻成容器，从而赋予其容器的属性功能，能够贮存和排泄汗液、尿液。这些器官开合有度则固摄有权，从而能够正常进行排泄；开合失司则会导致水液代谢失常，继而导致各种病变的发生。对于水肿，可以采用"开鬼门，洁净府"的治法，即通过发汗和利小便，排出积水。

二、脏腑

脏腑是中医学对人体内脏的总称。古人把内脏分为五脏和六腑两大类：五脏是心、肝、脾、肺、肾；六腑是胆、胃、大肠、小肠、膀胱和三焦。中医学认为，脏腑深藏在人体的内部，肉眼不能直接观察到。根据《汉语大辞典》的解释，脏，同"藏"，为储存东西的地方；腑，同"府"，为储藏财物的地方。二字古义可通，均是具有一定存储空间的场所；区别在于所藏物品的不同，前者所藏多为珍贵物品，一般不外传，而后者所藏多为财物、货物，可以进行周转出入。由于脏腑概念非常抽象，为了更好地对其进行建构和理解，中医学将脏腑隐喻成容器，从而赋予其容器所具有的各种属性和功能。这样，脏腑就可以理解成一种容器，具备一定的内部空间，能够贮存、容纳或传化物品。具体而言，五脏具有化生和贮藏精气的功能，六腑则具有受盛和传化水谷的功能。

在病理状态下，脏腑也会像容器一样出现物质的出、入，具体表现在致病因素会进入、停留在脏腑之中，病理产物会由脏腑排出。致病因素的由外而内，说明疾病逐渐从初、浅、轻的病理状态转变为久、深、重的病理状态。致病因素导致各种病理产物的产生，继而导致脏腑出现各种异常变化。

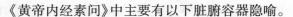

《黄帝内经素问》中主要有以下脏腑容器隐喻。

《素问·五脏别论》云:"所谓五脏者,藏精气而不泻也,故满而不能实;六腑者,传化物而不藏,故实而不能满也。"王冰注云:"精气为满,水谷为实。五脏但藏精气,故满而不实;六腑则不藏精气,但受水谷,故实而不满也。"五脏和六腑都表现出明显的容器的特点,具有贮藏和受盛的功能。五脏的主要生理功能是化生和贮藏精气,强调五脏的精气宜保持充满而不向外发泄,但必须流通布散而不应呆滞;六腑的主要生理功能是受盛和传化水谷,需要保持虚实更替永不塞满的状态。

《素问·六节藏象论》云:"脾胃大肠小肠三焦膀胱者,仓廪之本,营之居也。名曰器,能化糟粕,转味而入出者也。""仓"字本义为收藏谷物的建筑物,而"器"就是容纳物体的器皿。"仓廪",即储藏谷物的容器,具有容纳和储藏的功能。中医学认为,脾胃具有与仓廪相似的功能。脾胃受纳饮食水谷,运化精微物质以供全身之用,是人体气血的生化之源,被称为"后天之本"。为了便于阐释和理解脾胃的功能,《黄帝内经素问》将脾胃隐喻为"仓廪"。其他一些脏腑,如三焦、膀胱、大肠、小肠等,也都被隐喻成可以盛纳饮食水谷或代谢产物的容器,并统称为"器"。

《素问·六节藏象论》云:"五气入鼻,藏于心肺,上使五色修明,音声能彰;五味入口,藏于肠胃,味有所藏,以养五气。"五气经由鼻而入心肺,五味则经由口而入脾胃。此处将心肺和脾胃隐喻成贮藏五气和五味的容器。

《素问·太阴阳明论》云:"脾脏者常著胃土之精也"。"著",通"贮",有贮存之意。此句将脾脏隐喻成具有贮藏功能的容器,可以贮藏胃的精气,并为胃行其津液。

《素问·痹论》云:"内舍五脏六腑,何气使然?""舍"本为名词,指居住的房子,此处用作动词,意思为"舍藏"。《类经》注:"舍者,邪入而居之也。"此处将人体内部的五脏六腑隐喻成容器,引起疾病的各种邪气,如热气、水气等,均藏于其中。

三、门户

门户是日常生活中房屋等各种建筑物的出入口,打开时可以自由进出房屋活动,关闭时则会影响正常的出入。腠理、腧穴、魄门等经常被视为身体容器的门户。中医学将人身体看作一个可以与外部世界进行物质和能量交换的容器,而腠理是肌肉和皮肤的纹理,是渗泄体液、流通气血的门户,控制着汗孔的开合和汗液的排泄,调节人体的水液代谢和体温的高低,具有抗御外邪内侵的功能,自然也就成为身体容器的门户。在生理状态下,腠理是汗液等代谢产物排出人体的门户。体温偏高时,腠理打开,排出汗液,同时带出热量和其他代谢产物,以降低体温;体温偏低时,腠理闭合,以便将致病邪气拒之体外,从而发挥抗御外邪内侵、保护人体的功能。在病理状态下,腠理开合失司,成为致病邪气侵犯人体的门户,导致六淫邪气进入身体容器内部,出现疾病。

体表的孔窍也被视为脏腑容器的门户。“窍”,本义为“孔,洞”,如孔穴、石穴、虎穴等。《素问·四气调神大论》云:“心气内洞”,即心气内需之意。洞,谓中空也。中医学认为,人体的目、耳、鼻、口等器官就像自然界的孔洞一样,都是中空的,人体内部的脏腑与体表的这些器官相互对应配属。人体的器官之所以被称为孔窍,原因在于,在古人看来,目、耳、鼻、口等器官就像人体与外界联系的门户,是阴阳二气进出人体的通道。这样,人体的内外相互联系,成为一个有机整体。内部的脏腑病变可以在体表的各种孔窍上反映出来,同样,由体表各种孔窍的异常也可以推测五脏六腑可能出现的病变。由此可见,古人在对人体器官认知的基础上,通过取象比类的隐喻思维方式,将自然界中的孔窍概念映射到人体域之中。孔窍的使用充分反映出古人认知域的转移。

《黄帝内经素问》中与门户相关的容器隐喻主要表现在腠理、孔窍和腧穴等身体门户上。

(一) 腠理

《素问·生气通天论》云:“开阖不得,寒气从之,乃生大偻。”王冰注:“开谓皮腠发泄,阖谓玄府闭封。”玄府,指腠理;开阖,指腠理的开张与闭合。腠理的开闭调节失司,寒邪就会侵入体内,耗伤阳气,导致筋骨不得濡养,身体俯屈不伸。由此可见,作为身体门户的汗孔具有抗御外邪内侵、保护人体的功能。

《素问·生气通天论》云:“故风者,百病之始也,清静则肉腠闭拒,虽有大风苛毒,弗之能害。”王冰注:“夫嗜欲不能劳其目,淫邪不能惑其心,不妄劳作,是谓清静。”“清静”就是指精神活动安静守常,劳逸适度。风为百病之长,是引起各种疾病的起始原因,不过,只要保持精神安定、劳逸适度,腠理就会保持密闭,发挥抗拒外邪的功能。纵然大风苛毒侵袭人体,也不会受伤害。此句同样强调了作为身体门户的腠理具有抗御外邪内侵、保护人体的作用。

《素问·生气通天论》云:"日西而阳气已虚,气门乃闭。"气门,即汗孔。日落西山时,体表的阳气逐渐虚少,汗孔也会逐渐闭合。此句指出汗孔作为身体的门户,日西而闭的特点。

《素问·风论》云:"风气藏于皮肤之间,内不得通,外不得泄。风者善行而数变,腠理开则洒然寒,闭则热而闷。"《类经》注:"风本阳邪,阳主疏泄,故令腠理开,开则卫气不固,故洒然而寒;若寒胜则腠理闭,闭则阳气内壅,故烦热而闷。"若腠理开放,风邪便会趁虚侵入皮肤腠理,让人产生寒冷之感;若腠理闭合,导致阳气郁滞,让人产生发热、烦闷之感。此句指出腠理是身体门户,其开合失司会导致风邪侵入人体,引起各种疾病。

《素问·疟论》云:"每至于风府,则腠理开,腠理开则邪气入,邪气入则病作。"当(卫气)行至风府,腠理便会打开,导致邪气内入,疟病发作。此句把腠理隐喻成人体的门户,腠理打开时,邪气等才能通过此门户出入人体。

《素问·疟论》说:"故风无常府,卫气之所发,必开其腠理,邪气之所合,则其府也。"唐代王冰注:"腠,为津液渗泄之所;理,谓文理逢会之中。""腠理,皆谓皮空及纹理也。"腠,即肌肉的纹理;理,即皮肤的纹理。肌肉和皮肤的间隙,共称为腠理。腠理,是人体体液渗泄、气血流通的门户,能够保护人体抗御外邪的侵犯。

《素问·举痛论》云:"寒则腠理闭,气不行,故气收矣。炅则腠理开,荣卫通,汗大泄,故气泄。"腠理的疏密会对汗孔的开合和汗液的排泄产生很大的影响。在生理状态下,卫气充盈腠理,能够有效控制和调节腠理的开合。腠理是致病邪气侵犯人体的门户。若腠理致密,可以增强人体抵御外邪的能力,防止外邪侵袭入里。若腠理疏松或不固,则风寒等外邪往往会侵袭人体,引起感冒等病证;若腠理郁闭,则毛窍闭塞,肺气不宣,卫气无法外达,风寒之邪难出,导致无汗、恶寒、发热等。

(二)孔窍

在《黄帝内经素问》中,与"窍"相关的词语有九窍、七窍、上窍、下窍、空窍等。

《素问·生气通天论》云:"天地之间,六合之内,其气九州、五脏、十二节,皆通乎天气。"《素问·阴阳应象大论》亦云:"六经为川,肠胃为海,九窍为水注之气。""九州"即"九窍",具体指七阳窍(眼二、耳二、鼻孔二、口一)与二阴窍（前阴一、后阴一）。

《素问·四气调神大论》云："天明则日月不明，邪害空窍。"空窍，即孔窍，是对九窍、汗窍、津窍、精窍等外在孔窍的统称。汗窍指汗液排泄的通道，即汗孔；津窍指舌下津液外泌的孔道，即金津穴和玉液穴；精窍指男性的尿道口。

《素问·阴阳应象大论》云："故清阳出上窍，浊阴出下窍。"清阳之气由人体的上窍升发，而有发声、视觉、听觉、嗅觉、味觉等功能，糟粕和废水由前后二阴排出。此处的"上窍"指七阳窍，即耳、目、口、鼻，"下窍"指前后二阴。

《素问·金匮真言论》云："东方青色，入通于肝，开窍于目。""南方赤色，入通于心，开窍于耳。""中央黄色，入通于脾，开窍于口。""西方白色，入通于肺，开窍于鼻。""北方黑色，入通于肾，开窍于二阴。"《素问·阴阳应象大论》云："东方生风……在窍为目。""南方生热……在窍为舌。""中央生湿……在窍为口。""西方生燥……在窍为鼻。""北方生寒……在窍为耳。"《素问·解精微论》亦云："夫心者，五脏之专精也，目者其窍也，华色者其荣也。"中医学认为，人体内部的脏腑都有相应的体表器官与之对应配属。目、耳、口、鼻、二阴等孔窍分别与肝、心、脾、肺、肾等五脏对应配属，也就是说，体表的各种孔窍可以视为脏腑容器的门户。体内脏腑出现病变可以反映在体表的各种孔窍上，同样，借助体表孔窍出现的异常也可以推测五脏六腑可能出现的病变。

《素问·脉要精微论》云："仓廪不藏者，是门户不要也。水泉不止者，是膀胱不藏也。"脾胃为仓廪之官，故仓廪实指脾胃。门户，指肛门。要，约束的意思。脾胃不能藏纳水谷精气，中气失守，就会出现泄利不禁的病变。此处直接将肛门隐喻成人体的门户，认为其与房屋的门一样具有开合功能，其开合正常则能排泄糟粕，开合异常就会出现泄利不止的病变。

（三）腧穴

《素问·风论》云："风中五脏六腑之俞，亦为脏腑之风，各入其门户所中，则为偏风。""门户"，此处指腧穴而言，腧穴乃气血出入之门户，故名。马莳注："风中五脏六腑之俞穴，各入其门户，则或左或右，或上或下，偏于一所，是之为偏风也。"[10]风邪随左侧或右侧的腧穴偏中人体，则为偏风。此句中直接把腧穴隐喻成门户，成为风邪侵入人体的途径。

第三节 动物隐喻

隐喻是人类认识世界和自身的一种思维方式和认知手段。人们的日常生活中普遍存在着隐喻,诸多概念系统也是以隐喻为基础构建起来的。日常生活中的大部分概念范畴,如时空、情感、人体等,都充满了隐喻思维。当然,动物概念亦是如此。动物隐喻是以各种动物及其特征为喻体,用来指称或表征需要说明或陈述的人或物[11]。动物隐喻是一种跨域映射,使用人们易懂的动物性特征和行为来感知人类或其他事物的特征或行为。人类在与动物的长期相处中,了解到某一动物的特性,抓住其与要表现的事物之间的相似点,借助相关因素,依靠自身的认知和推理能力赋予动物某种喻义,从而说明或描述本体的特征。

在动物隐喻中,动物(源域)的特征被映射到人或其他事物(目标域)之上,经过人的认知加工,将那些不相关的特征筛选出去,仅保留某一或某些关键信息,成为关注的焦点,从而显现出语句的真正隐含意义。以隐喻"他就是一头驴"为例。驴子有很多特征和行为,如动物、吃草、耳朵长、运输工具、埋头拉磨、倔强等。而在此隐喻句中,仅将驴子的"倔强"(源域)映射到人(目标域)之上,而驴子的其他特征由于受到语境的影响被筛选出去。随着人们对各种动物和其他事物之间的相似性的认识不断加深,动物隐喻逐渐形成。这并不是一种巧合,而是来源于人类自身的体验和日常生活经验,并以特定而固化的方式折射并反作用于主客观世界。

自古以来,自然界中的动物与人类共同生存,共同竞争,在地球上繁衍生息。很多动物都曾经是人类狩猎的对象,其中的一些在人类的驯养下成为家畜,成为人类重要的食物来源之一。另外,人类也是动物的一种,无论在身体构造上,还是在行为活动上,人类都与其他动物具有诸多相似之处。人类与动物之间存在的这种特殊关系决定了人类非常熟悉动物。因此,古代医家通过视觉、听觉、触觉等不断加深对动物的了解,如它们的习性、特征、形态、生活习惯等,不断探索和认识中医术语与动物形态之间的关联,逐渐将一些与动物相关的词语融入中医语言中,借用动物的形态、特征等来描述抽象而复杂的人体生理和病理状况。

《黄帝内经素问》中的动物喻体具有非常丰富的来源,既可以是动物的动作和姿态,也可以是动物的全貌、身体部位和器官,甚至可以是动物的生活习性。究其原因,一方面,动物的种类丰富,形态各异。这就引起动物联想的多向性,促使古代医家自觉不自觉地通过人类固有的隐喻认知意识把人类生活和动物世界联系起来,利用动物表达医学概念,从而为构建中医隐喻提供大量喻体;另一方面,人类和其他许多动物在身体构造上具有很大的相似性,因此很容易在头脑中建立起一定的关联,从而形成隐喻。

《黄帝内经素问》中的动物隐喻主要用来表现脉象、病理变化、外候等。

(一) 脉象

《素问·脉要精微论》云:"春日浮,如鱼之游在波;夏日在肤,泛泛乎万物有余;秋日下肤,蛰虫将去;冬日在骨,蛰虫周密,君子居室。"如鱼之游在波,比喻春脉浮而未显,像鱼浮游在水波之中一样。蛰虫,指藏伏土中越冬的虫。秋天脉见微沉,似在肤下,就像蛰虫将要入穴一样;冬天脉沉在骨,就像蛰虫密藏洞穴,人们也深居简出似的。此处以"鱼之游在波"隐喻春脉浮而在外的特点,以"蛰虫将去"隐喻秋脉微沉,似在肤下的特点,以"蛰虫周密"隐喻冬脉沉在骨中的特点。以人们熟悉的动物——鱼和虫隐喻四时脉象的特点,便于形象地说明脉诊的感觉和体悟。

《素问·平人气象论》云:"病肺脉来,不上不下,如循鸡羽,曰肺病。死肺脉来,如物之浮,如风吹毛,曰肺死。""不上不下,如循鸡羽",王冰注:"谓中央坚而两旁虚。"马莳注:"盖鸡羽者,轻虚之物也。不上不下,如循鸡羽,则鸡羽两旁虽虚,而中央颇有坚意。"[10]形容病肺脉来时,不上不下,如抚摩鸡毛一般。"如物之浮,如风吹毛",形容死肺脉来轻浮而无根,如物之漂浮,如风吹毛一样。此处循鸡羽和风吹毛分别隐喻病肺脉和死肺脉的脉象特点,有利于区分二者的不同之处。

《素问·平人气象论》云:"平脾脉来,和柔相离,如鸡践地,曰脾平。长夏以胃气为本。病脾脉来,实而盈数,如鸡举足,曰脾病。死脾脉来,锐坚如鸟之喙,如鸟之距,如屋之漏,如水之流,曰脾死。""和柔相离,如鸡践地",形容脉和缓而至数匀净分明,如鸡足践地,从容轻缓。《类经》注:"和柔,雍容不迫也。相离,匀净分明也。如鸡践地,从容轻缓也。此即充和之气,亦微软弱之义,是为脾之平脉。""实而盈数",形容脉来充实硬满而急数。"如鸡举足",指鸡走过急,而无和缓的样子。"足"读若"促",有"行"的意思。"如鸟之喙,如

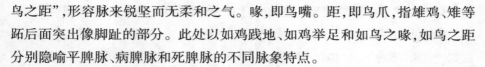

鸟之距",形容脉来锐坚而无柔和之气。喙,即鸟嘴。距,即鸟爪,指雄鸡、雉等跖后面突出像脚趾的部分。此处以如鸡践地、如鸡举足和如鸟之喙,如鸟之距分别隐喻平脾脉、病脾脉和死脾脉的不同脉象特点。

《素问·玉机真脏论》云:"如鸟之喙者,此谓不及,病在中。"喙,即鸟嘴。(脾脉来时)锐而短,如鸟之喙,叫作不及,主病在里。此处以鸟喙隐喻脾脉锐而短的脉象特点。

《素问·玉机真脏论》云:"真肺脉至,大而虚,如以毛羽中人肤,色白赤不泽。""如以毛羽中人肤",形容肺脉之浮虚无力,好像毛羽落在人的皮肤上一样轻虚。肺的真脏脉至,洪大而虚软无力,好像毛羽落在皮肤上一样,面色显著白赤而不润泽。此处以"毛羽中人肤"的轻虚感觉隐喻肺的真脏脉洪大而虚软无力的脉象特点。

(二) 病理变化

《素问·平人气象论》云:"目里微肿如卧蚕起之状,曰水。"目里,即上下眼睑。眼睑浮肿如蚕眠后之状,也是水病。此处以卧蚕之状隐喻水病所表现出的眼睑浮肿之状。

《素问·五常政大论》云:"其眚四维,其主败折虎狼,清气乃用,生政乃辱。"土衰木盛,其灾害应与东南、西北、西南、东北,其所主败坏折伤,有如虎狼之势,清冷之气也发生作用,于是生气的功能便被抑制[2]。"虎狼之势",形容极凶猛的声势,此处用于隐喻土衰木盛败坏折伤的强度之大。

《素问·六元正纪大论》云:"土郁之发……洪水乃从,川流漫衍,田牧土驹。""田牧土驹",形容大水退去,田野之间土石嵬然,有如群驹散牧于田野[2]。土郁发作的时候……洪水就会泛滥,巨川奔腾四溢。大水退后,土石嵬然,形如一群放牧的马。此处以散牧于田野中的马群隐喻洪水退去后土石嵬然屹立的状态。

(三) 外候

《素问·五脏生成》云:"青如翠羽者生,赤如鸡冠者生,黄如蟹腹者生,白如豕膏者生,黑如乌羽者生,此五色之见生也。"翠,鸟名,即翡翠鸟。其羽毛青色者,俗称翠鸟,羽色青而明润。蟹腹,指蟹黄,即雌蟹腹内的卵块,其色鲜黄嫩泽。豕膏,指猪的脂肪,俗称板油,其色白而明润。乌羽,指乌鸦的羽毛,其色黑而光润。这段话中运用了诸多动物隐喻,涉及翡翠鸟、蟹、豕、乌鸦等动物。以人们熟悉的动物隐喻五色之见于面,有助于学习和把握面部望诊。

《素问·脉要精微论》云:"夫精明五色者,气之华也……白欲如鹅羽,不欲如盐。"面部的五色,是精气的外在表现。其白色应该像鹅的羽毛那样,白而光泽,而不应该像盐那样白而带灰暗色。鹅是人们熟悉的一种家禽,其羽毛白而有光泽,以鹅的羽毛隐喻面部的白色,再加上盐的白色作对比,在理解和把握面部五色之白色时更加容易。

第四节 植 物 隐 喻

植物是自然界的重要组成部分。它们为人类和自然界的各种动物提供丰富的食物,产生清新的空气,同时也为自然环境带来无限的生机与活力。很早以前,人类就已经开始跟农作物打交道。人类的生活与自然界的各种植物存在着千丝万缕的联系。

在日常生活中,人类逐渐认识和了解各种植物的形态、颜色、气味、生态习性和用途等,并且赋予许多植物特定的文化象征意义,从而在一定的社会和语言环境中形成独具特色的文化意味。久而久之,在人类思维的不断加工下,这些与植物相关的文化体验逐渐上升到语言层面,从而形成特色鲜明的植物隐喻。植物隐喻来源于人们的日常生活,是人们的生活智慧和文化心理的外化符号。它体现出丰富的文化内涵,既反映了人们的信仰和文化风俗,也反映了抽象的思维活动和思维方式。

植物隐喻的形成主要基于三个因素的组合,分别是人们了解植物的某些特性,形成对某种抽象事物的认识,发现二者之间的相似之处。人们通过认识和了解植物,以植物的具体特征为依据,如形态特征、生长习性、使用价值等,来组织和理解其他事物。人们的思维往往试图利用植物及其特征(源域)来说明和阐释抽象的概念(目标域),而语言往往会借助植物所具有的某些特点来说明较为复杂的人、事物、现象或行为。

植物既可以用来隐喻人类主体,也可以用来隐喻自然界的各种客观事物。因此,植物隐喻总是基于两个最基本的隐喻,即"植物是人"和"植物是物"。每个基本隐喻包含若干个概念隐喻,而每个概念隐喻都能派生出诸多语言性隐喻,这样就形成了庞大的隐喻体系。在运用植物词汇表达隐喻概念时,人类自身自然而然会成为一个主要的目标域。植物具有的各种典型特征(源域)以跨域的方式投射到人类身上（目标域），可以用于刻画各种类型的人，形象地说明人们的外表、性格、行为、心理状态等。例如，"粗枝大叶"常用来比喻那些做事马虎的人，"闷葫芦"用来指不爱说话、闷声不响的人，而"花心萝卜"常用来喻指那些用情不专的人。

植物的诸多特征不仅可以投射到人类身上，也可以映射到其他事物上，用来说明事物的形状、状态、时间、空间、抽象概念等。例如，"李代桃僵"指李树代替桃树遭受虫蛀而死，常用于比喻代他人受过或者以此代彼；"明日黄花"指重阳后的菊花，比喻过时的事物；"烫手山芋"喻指棘手、讨厌的事物或情况；"铁树开花"比喻少见或不可能的事；"只见树木，不见森林"比喻人目光短浅，缺乏远见；"枯木逢春"比喻经历挫折又重获生机，等等。

中国幅员辽阔，植物种类也异常繁多。古代医家经常使用植物来充当中医术语隐喻的喻体，从而可以更加形象清楚地表述中医学中的理论和概念。《黄帝内经素问》中植物喻体的数量也相当可观，既可以是植物的生长状态，如蕃、嫩、荣、营、枯、稿、萎、华等，也可以是整个植物或植物的构成部分，如苗、根、茎、枝、叶、刺、花、花瓣等，或者植物的果实。

《黄帝内经素问》中存在诸多与植物相关的隐喻，主要用来表现脉象、病理变化、外候、大小、尺寸、形状等。

（一）脉象

《素问·平人气象论》云："平肺脉来，厌厌聂聂，如落榆荚，曰肺平，秋以胃气为本。"厌厌聂聂，如落榆荚"，形容平脉来轻虚而浮的形象，就像榆荚下落一样轻浮和缓。吴昆注："翩翩之状，浮薄而流利也。"此处榆荚之落隐喻平肺脉的脉象特点，便于学习和把握。

《素问·平人气象论》云："平肝脉来，软弱招招，如揭长竿末梢，曰肝平，春以胃气为本。病肝脉来，盈实而滑，如循长竿，曰肝病。死肝脉来，急益劲，如新张弓弦，曰肝死。"《类经》注："招招犹迢迢也。揭，高举也。高揭长竿，梢必柔软，即和缓弦长之义。""软弱招招，如揭长竿末梢"，形容脉来如举长竿末梢，柔软而长。"盈实而滑，如循长竿"，形容脉来充实硬满而滑利，如以手抚摩长竿一样。"急益劲，如新张弓弦"，形容脉来急数而强劲有力，如新张弓弦一样紧绷而强劲。此处以揭长竿末梢、循长竿和新张弓弦隐喻平肝脉、病肝脉和死肝脉的不同脉象特点。

《素问·平人气象论》云:"病肾脉来,如引葛,按之益坚,曰肾病。"引,指牵引。葛,指葛藤,茎蔓生。引葛,形容脉象之坚搏牵连,如牵引葛藤一样。此处以如引葛隐喻病肾脉的脉象特点。

《素问·玉机真脏论》云:"真心脉至,坚而搏,如循薏苡子累累然,色赤黑不泽。""如循薏苡子",形容脉象短实而坚,如以手抚摸薏苡珠子一样。薏苡子,形如珠子而稍长,俗称为薏苡珠子。心的真脏脉至,坚硬而搏指,像薏苡子那样短实而坚硬连续不断,面色显著赤黑而不润泽。此处以抚摸薏苡子的短实而坚硬连续不断的感觉隐喻心的真脏脉坚硬而搏指的脉象特点。

《素问·大奇论》云:"脉至如散叶,是肝气予虚也,木叶落而死。"《类经》注:"如散叶者,浮泛无根也。此以肝气大虚,全无收敛。木叶落者,金胜木败,肝死时也。"此处以散落的树叶隐喻浮泛无根的脉象。

《素问·大奇论》云:"脉至如华者,令人善恐,不欲坐卧,行立常听,是小肠气予不足也,季秋而死。"《类经》注:"如华,如草木之华,而轻浮柔弱也。"脉来如草木之华,轻浮柔弱,其人易发惊恐,坐卧不宁,内心多疑,所以不论行走或站立时,经常偷听别人的谈话,这是小肠传于脉的精气不足,到秋末季节就要死亡。此处以草木之华隐喻小肠精气不足的脉象。

(二)病理变化

《素问·气交变大论》云:"化气不政,生气独治,云物飞动,草木不宁,甚而摇落,反胁痛而吐甚。""化气"指土气,"生气"指木气[2]。土气不能行其政令,木气独胜。因此,风气就更猖獗起来,使天上的云雾飞扬,地上的草木动摇不定,甚至枝叶摇落,在人就会发生胁痛,呕吐不止。此处以"草木不宁,甚而摇落"隐喻"化气不政,生气独治"所导致的结果。

《素问·五常政大论》云:"振拉飘扬,则苍干散落,其眚四维。"土衰木盛,所以暴风骤,草木摇折,随之干枯散落,其灾害应与东南、西北、西南、东北,其所主败坏折伤[2]。此处以"草木摇折,干枯散落"隐喻"土衰木盛"导致的结果。

(三)外候

《素问·五脏生成》云:"五脏之气,故色见青如草兹者死,黄如枳实者死……此五色之见死也。"又云:"……生于脾,如以缟裹栝楼实;生于肾,如以缟裹紫。此五脏所生之外荣也。"草兹,指死草的颜色,其色青而枯暗。张志聪

注："草兹者,死草之色。"《尔雅》注:"兹,蓐草也。"枳实,是常绿灌木枳的果实,可以入药,其色黑黄不泽。栝楼实,即栝蒌实,为多年生葫芦科植物栝蒌的果实,色正黄,可入药。这段话中运用了一系列的植物隐喻,提到的植物主要有草、枳实、栝蒌等。通过人们熟悉的植物隐喻五脏之气外现的五色之见于面的意义,为面部望诊提供重要的参考依据。

（四）大小

《素问·刺热》云:"刺手太阴阳明,出血如大豆,立已。"治疗时,刺手太阴肺脉和手阳明大肠脉,刺出其血如大豆样大,则热邪去而经脉和,病可立愈。此处以大豆隐喻针刺手太阴和手阳明两经时血滴的大小,其对针刺放血量的要求贴近日常生活而易于操作。

《素问·腹中论》云:"以四乌鲗骨,一藘茹,二物并合之,丸以雀卵,大如小豆,以五丸为后饭,饮以鲍鱼汁,利肠中及伤肝也。"用四份乌贼骨,一份藘茹,二药混合,以雀卵为丸,制成小豆大的丸药,饭前服药,每日服五丸,用鲍鱼汁送下。此法可以通利肠道,补益损伤的肝脏。此句以小豆隐喻丸药的大小。

《素问·刺腰痛》云:"刺解脉,在郄中结络如黍米,刺之血射以黑,见赤血而已。"治疗时应刺解脉,在郄中有络脉结滞如黍米者,刺之则有黑色血液射出,等到血色变红时即停止。黍,一年生草本植物,是中国古代主要粮食及酿造作物,列为五谷之一。此处以黍米隐喻郄中结络的大小。

（五）尺寸

《素问·缪刺论》云:"刺手中指次指爪甲上,去端如韭叶各一痏,壮者立已,老者有顷已。"应当刺手中指旁次指上,距离爪甲约韭菜叶那样宽处的关冲穴,左右各刺一次。此句介绍针刺时的取穴位置,以韭菜叶隐喻宽度的多少。又云:"刺手大指次指爪甲上,去端如韭叶,各一痏。"韭叶的用法同上。

（六）形状

《素问·六元正纪大论》云:"太虚深玄,气犹麻散,微见而隐,色黑微黄,怫之先兆也。""麻散",指散乱如麻[2]。水郁发作的时令,是在君火与相火当令的前后,而天色高远,微黄色黑,其气如散麻一样,稍微看到而又隐约不清,则是郁积将发的先兆。此处以麻散隐喻天空中云气的隐约不清。

（七）颜色

《素问·刺疟》云："先视身之赤如小豆者尽取之。"疟热内盛,迫及营血,血渗出皮肤之外,则为紫斑,赤如小豆。治之,可视紫斑处刺之出血。此处以赤小豆的颜色隐喻患者身上出血点的颜色。

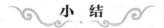

小 结

本体隐喻是人类在体验物质实体的基础上,将抽象的经验、对象视为有形的实体,从而可以对事物、体验和进程予以概念化并赋予其确定的物理属性,从而不断地丰富、发展和升华对主客观世界的认知。

在《黄帝内经素问》中,本体隐喻的类型非常丰富,主要包括自然隐喻、容器隐喻、动植物隐喻等。

自然隐喻是最为常见的一种本体隐喻。它是指人们将用于表达自然现象的各种具体概念作为始源域,如天、地、日、月、海、土、风、水、火、寒、暑、湿、燥、云、雾、星、雨等,来解释那些人们并不熟悉的抽象概念或范畴。

容器隐喻将抽象的概念或范畴比类成具体的容器或者容器的通道等,使其具有一定的容积和空间,既解决了中医理论在语言表达上面临的问题,也更加形象地表达其功能及作用。中医理论体系中的很多概念或范畴,如脏腑、经络、腠理等,内涵非常复杂,也非常抽象,明显地体现出建立在物质形态基础上的功能属性。在《黄帝内经素问》中,存在着大量的容器隐喻。其中出现了很多可以直接或间接表达容器的词汇,例如府、仓、家、舍、室、器等;还出现了很多表达容器属性或功能的词汇,例如门、内(里)、外(表)、中、开、闭、入、出、藏、虚、实、满、通等。

动植物隐喻是一种跨域映射,使用人们易懂的动植物性特征和行为来感知人类或其他事物的特征或行为。古代医家通过视觉、听觉、触觉等不断加深对动植物的了解,如它们的习性、特征、形态、生活习惯等,不断探索和认识中医术语与动植物形态之间的关联,逐渐将一些与动植物相关的词语融入中医语言中,借用其形态、特征等来描述抽象而复杂的人体生理和病理状况。动物隐喻主要用来表现脉象、病理变化、外候等;植物隐喻主要用来表现脉象、病理变化、外候、大小、尺寸、形状等。

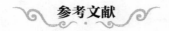

参考文献

[1] 谢之君. 隐喻认知功能探索[M]. 上海:复旦大学出版社,2007.

[2] 郭霭春. 黄帝内经素问语译[M]. 北京:人民卫生出版社,1992.

[3] 山东中医学院,河北医学院. 黄帝内经素问校释[M]. 北京:人民卫生出版社,1982.

[4] 高士宗. 素问直解[M]. 成建军,刘娟,李玉清,校注. 北京:中国医药科技出版社,2014.

[5] 张介宾. 类经[M]. 北京:人民卫生出版社,1957.

[6] 贾春华. 一个以水为始源域的中医概念隐喻认知系统[J]. 北京中医药大学学报,2012,35(3):164.

[7] 吴崑. 内经素问吴注[M]. 山东中医学院中医文献教研室,校点. 济南:山东科学技术出版社,1984.

[8] 黄帝内经素问[M]. 北京:人民卫生出版社,1963.

[9] Lakoff G,Johnson M. *Metaphors We Live By*[M]. Chicago:University of Chicago Press,1980.

[10] 马蒔. 黄帝内经素问注证发微[M]. 田代华,主校. 北京:人民卫生出版社,1998.

[11] 孙毅. 认知隐喻学多维跨域研究[M]. 北京:北京大学出版社,2013.

第五章

结 构 隐 喻

　　结构隐喻指以一种结构清晰的概念来建构另一种结构模糊的概念,使两种概念相互叠加,从而能够将谈论某一概念各方面特征的词语用于谈论另一个概念。一般而言,源域中已知的、具体的或比较熟悉的概念被用于类比目标域中未知的、抽象的或相对陌生的概念。结构隐喻的两个概念的认知域当然是有所不同的,但其结构能够保持一致,也就是说,它们各自的构成成分之间存在着一种规律性的对应关系。源域为目标域进行框架构建提供了必要的基础,这些框架能够决定人们思考和讨论目标域时所指代的实体和活动,进而制约人们的行为或开展活动的方式。

　　例如,"辩论是战争"是一个非常典型的结构隐喻。"辩论"一词可以和"攻击""摧毁""驳倒""无懈可击"等与战争场面相关的词语搭配使用。在"辩论是战争"这一概念隐喻中,战争是源域,而辩论是对应的目标域。在很大程度上来讲,这些非常典型的与辩论相关的语言表达形式是受战争概念的约束的。不可否认的是,辩论和战争在本质上是两码事,辩论并不是战争的一种类型,但是从某种意义上来说,"辩论"又是根据战争的模式构造而成。人们在以正常方式开展辩论和谈论辩论时运用的语言,几乎都是以人们无法意识到的隐喻作为前提。例如,概念域"战争"的典型特征主要包括整齐划一的军营、周密的部署以及整装待发的军队等。在目标域中,"辩论"与话语使用者具体化或确实化自身位置、数据、事实、信念的过程相对应。同样的道理,周密的部署与整装待发的军队也存在着一定的软肋,而这些软肋正是敌方一直努力查找并准备发动攻击的地方。当然,这些软肋也可以映射到"辩论"活动中,具体表现在缺乏相关的数据、出现信息方面的错误或在信念上产生偏差等。人们在不知不觉中进行着思维的概念转换,并不断地分析、综合、抽象、概括派生出来的隐喻语言,从而揭示出"辩论是战争"这一本质属性。与"辩论是战争"这一隐喻相关的例句有:

你的观点不堪一击。

你的观点是无懈可击的。

在辩论中，唯有知己知彼才能百战不殆。

经过一番唇枪舌战之后，反方败下阵来。

他对我方辩论中的弱点逐一进行了驳斥。

我驳倒了他的观点。

他将我的观点一一驳回。

我在与他的辩论中从未胜出过。

如果你采用这一辩论策略的话，他会将你打翻在地。

你不同意我的见解吗？好吧，尽管放马过来！

结构隐喻的另一组经典例证是"时间是金钱"。在日常生活中，人们经常通过隐喻将时间概念化成一种物质性的商品，从而使时间成为一种能够为人们所拥有、使用、掌握，甚至丢失的物品。就这样，在人们的思维中，时间成为一种有价值的东西。人们可以"花费时间""节约时间"，甚至"浪费时间"。人们既可以通过时间来计费，如钟点房、上网、打电话等，也可以通过时间来计算报酬，如钟点工、月薪、年薪等。可以说，这些表述都源自"时间是金钱"这一基本的隐喻概念，不过这些表述已经无法让人感受到隐喻的新鲜感，因为它们已经融入人们的日常交际之中，成为貌不惊人的普通词语。

《黄帝内经素问》是一部中国传统医学典籍。它以阴阳学说、五行学说、精气学说、藏象学说作为理论基础，并以这些学说蕴含的隐喻思维去发掘、整理和提高以前的医疗经验和医学知识，为中医学的形成和不断发展做出了巨大贡献。《黄帝内经素问》中存在大量的结构隐喻。阴阳学说、五行学说、精气学说、藏象学说等都表现出明显的结构隐喻的特点，说明古代医家已经能够非常娴熟地运用隐喻理论来建构和诠释中医学基础理论。同时，《黄帝内经素问》中出现的大量战争隐喻也属于结构隐喻的范畴。

第一节 阴阳学说

一、隐喻建构阴阳范畴

阴阳思想萌芽于殷周之际，是《黄帝内经》的理论根基，也是中医学形成和发展的理论基础之一。阴,古作"侌",或加表示虚拟实体的"阜"作"阴"。"侌"字从今从云,意为"正在旋转团聚的雾气",有"潮湿,朦胧,模糊,不透光,不亮"之感。阳,古作"昜",或加表示虚拟实体的"阜"作"阳"。"昜",即发散气体,而气体的散播就像阳光普照大地一般。显然,古人是从物质世界的本质——气和气体之运动的角度对阴阳进行定义的。在古人看来,在原本混沌的宇宙中,轻扬之气逐渐上升而成天,浊重之气不断下降而为地,天地由此形成。古人对宇宙的其他认知都以此为基础,因此阴阳里又增加了表示虚拟实体的"阜"(土山)。这样就形成了阴阳的最初意义:日光的向背或山丘的北面和南面。早在《诗经·大雅·公刘》中就有对阴阳的记载:"相其阴阳,观其流泉。"《说文解字》有解:"阴,暗也。水之南,山之北也。""阳者,高、明也。"《谷梁传·僖公二十八年》亦云:"山南为阳,水北为阳。"由此可见,古人对阴阳的认知十分朴素,把向日的一面称为阳,而把背日的一面称为阴。山北水南为阴,山南水北为阳。古人对阴阳的这些认知主要源于对自然和地理现象的长期观察。中国的地形西高东低,河川大多东西走向,同时中国位于北半球,阳光从南向北照射到山上,因此阳光能够照射到山的南面,却无法照射到水的南面,反之亦然。有阳光之处显得异常明亮,而无阳光之处则显得十分阴暗,这样明亮与阴暗分别成为阴和阳的基本属性。因此可以说,阴阳概念的建立是基于古人对自然和地理现象的认知。

阴阳不仅体现在天地山水之上,而且也表现在其他的自然与社会现象之中。随着对宇宙万物认识的不断深入,人们发现,向阳的地方会感到温暖、明亮,周围的事物同样也变得积极活跃起来,而背阴的地方则会感觉寒冷、晦暗,周围的事物也显得冷清、消极。于是,人们把温暖、明亮、活跃、积极的事物称为阳,而把寒冷、晦暗、沉静、消极的事物称为阴。后来,古代哲人运用隐喻的思维方式不断泛化阴阳概念,进一步将天、日、男、雄、昼、热等象征光明、温暖、刚强、向上、运动的现象归属于阳的范畴,因为这些事物与向阳的事物之间存在诸多相似之处;反之,把地、月、女、雌、夜、寒等象征黑暗、寒冷、阴柔、向下、静止的现象归属于阴的范畴,因为这些事物与背对太阳的事物有着相似性。

同样,古代医家还将阴阳的相对属性推广到医学领域,用于探索和说明生命的起源、人体的生理功能和病理变化,指导疾病的诊断、治疗与预防,对中医学理论体系的逐渐形成与不断发展,产生了非常重要的影响[1]。人体中那些具有中空、外向、弥散、推动、温煦、兴奋、升华等特性的事物及现象被归属于阳的范畴,而那些具有实体、内守、凝聚、宁静、凉润、抑制、沉降等特性的事物及现象则被归属于阴的范畴。以中医里的八纲为例。八纲,即阴、阳、表、里、寒、热、虚、实,是辨证论治的理论基础之一。表里、寒热、虚实都是疾病过程中表现出来的既对立而又统一的正反现象——阴阳。表里辨病位的浅深,寒热辨病证的性质,虚实辨邪正的盛衰,阴阳则是统摄其他六纲的纲领。从每组正反两方面对立的意义来说,表证、热证、实证均属于阳证的范畴,而里证、寒证、虚证则属于阴证的范畴。因此,阴阳是八纲的总纲,一切病证都可以归为阴证或阳证。从本质上讲,这就是一种隐喻,阴与阳是古人用来表征事物相互对立、相互联系的功能性范畴,它反映了事物发展变化的一般属性[2]。先哲们运用"阴阳"来概括这些处于矛盾之中相互对立而又相互作用的范畴,并使其成为"用以认识和解释物质世界的一个基本概念"[3]。

事物阴阳属性归类表[4]

属性	空间(方位)				时间	季节	温度	湿度	重量	性状	亮度	事物运动状态				
阳	上	外	左	南 天	昼	春夏	温热	干燥	轻	清	明亮	化气	上升	动	兴奋	亢进
阴	下	内	右	北 地	夜	秋冬	寒凉	湿润	重	浊	晦暗	成形	下降	静	抑制	衰退

　　以阴阳作为隐喻对象的事物是对阴阳意义范畴的投射。阴阳学说认为,宇宙空间中任何具有相互关联而又相互对立关系的事物或现象,或同一事物内部相互对立的两个方面,都可以通过阴阳来概括和分析其各自的属性。一切具有运动的、外向的、上升的、温热的、明亮的、兴奋的属性的事物,只要与向阳的事物具有相似性,都可以归属于阳的范畴;反之,一切具有相对静止的、内守的、下降的、寒冷的、晦暗的、抑制的属性的事物,只要与背阳的事物具有相似性,都可以归属于阴的范畴。

　　阴阳之中复有阴阳。古人在观察大自然的基础上对昼夜有了一定的认识:白昼可归属于阳的范畴,夜晚可以归属于阴的范畴,而且随着时间的推移,昼夜之间可以转化。古人注意到,太阳位于头顶时,光线最为强烈,周围也最为明亮。随着太阳西下,光线越来越暗,最后整个世界一片漆黑,夜晚来临。经过漫漫长夜,早起的人们发现,与日落相反方向的天空逐渐变亮,然后太阳从地平线上缓慢地上升到空中。随着太阳的升起,光线越来越强烈,周围也变得越来越明亮。当太阳位于头顶时,白昼也最为明亮。日复一日,如此循环。

通过对大自然的长期观察，古人逐渐认识到，虽然同是白昼，但在日出至日中这段时间里，光线越来越强烈；相反，在日中到日落这段时间里，光线越来越暗淡。于是，古代哲人开始把白昼的上午（太阳初升到太阳升至头顶的这段时间）隐喻为"阳中之阳"，而把白昼的下午（太阳位于头顶到太阳下山的这段时间）隐喻为"阳中之阴"；夜晚亦然，前半夜属于"阴中之阴"，而后半夜属于"阴中之阳"。推而广之，自然界中一切具有对立统一关系的事物都可以具有阴阳属性，而且任何事物的内部又可以分为阴、阳两个方面，而这其中的任何一个方面依然可以再分阴阳。阴阳之中复有阴阳的认识正是通过隐喻的认知方式实现的，认知的基础是事物与自然界昼夜的光线明暗转换关系之间存在着巨大的相似性。事物之间的这种对立统一现象，在宇宙万物中的表现是无穷无尽的。正如《素问·阴阳离合论》所云："阴阳者，数之可十，推之可百，数之可千，推之可万，万之大，不可胜数，然其要一也。"正是由于阴阳之中复有阴阳，阴阳之间的相互转化具有了现实的基础和依据。

二、隐喻建构阴阳关系

阴阳关系主要通过隐喻的认知方式建构而成，具体表现在阴阳对立制约、阴阳互根互用、阴阳消长平衡和阴阳相互转化等几个方面。

（一）阴阳对立制约

阴阳对立制约，是指属性相反的阴阳双方在一个统一体内的相互斗争、相互制约和相互排斥[4]。宇宙空间中的万事万物都包含着相互对立的阴阳两个方面。阴阳的对立制约，主要表现在存在对立关系的事物或现象之间能够相互调控。阴阳双方既对立，又统一，是对立和统一的结合体。对立是统一的实现方式，而统一则是对立的结果。由于阴阳之间存在着对立制约的关系，二者之间才能维持动态平衡，从而促进事物的发生、发展和变化。

阴阳的对立关系最初是通过隐喻的认知方式构建而成的。最初，古人把朝向太阳的一面称为阳，而把背对太阳的一面称为阴。而向与背本来就是两个相互对立的概念。同时，古人还观察到，当山的一面受到阳光照射时，另一面却是相对阴暗的（虽然阴面也有阳光的存在，但相对于阳面显然是阴暗的）。同样，古人还认识到，白昼为阳，夜晚为阴，白昼与夜晚交替出现。于是，古人逐渐对阴阳形成这样一种认识：有阴则无阳，有阳则无阴，即阴阳之间是相互对立的。这样看来,阴阳相互对立的抽象概念来源于古人对于具体可感的自然现象的深刻认识,如山的明亮面与阴暗面的对照,白昼与黑暗交替出现等,而得出这种认识正是基于事物之间存在的相似性。由此可见,对阴阳的对立关系的认识正是基于隐喻的认知方式而形成的。

阴阳的统一关系同样也离不开隐喻的认知方式。仍以山的两面与白昼和夜晚为例。太阳照射山体时,山体会呈现出界限分明的明亮和阴暗两面,但是正是这相互对立两面构成了一座完整的山,离开任何一面山都不复存在。同样,虽然白昼与夜晚交替出现,但正是二者的交替过程形成了完整的一天。所以,对立之中必然存在着统一。山的明亮与阴暗两面构成了完整的山,对立的白昼与夜晚组成了完整的一天,古人对阴阳统一的认识正是来源于这些具体可感的自然现象,而得出这种认识的基础同样也是事物之间的相似性。因此,阴阳的统一关系仍然是在隐喻认知的基础上得出的认识。

阴阳之间的对立制约关系不仅体现在自然界的四季更迭上,还体现在人体的生理、病理变化上。

在自然界中,一年四季会出现温、热、凉、寒的气候变化。春夏季节气候温热,原因在于阳气的不断上升,可以抑制寒凉之气的发展;而秋冬季节气候寒凉,原因在于阴气不断上升,可以抑制温热之气的发展。一年四季,如此反复,自然界的阴阳之气才能处于一种动态的平衡之中。《素问·脉要精微论》云:"是故冬至四十五日,阳气微上,阴气微下;夏至四十五日,阴气微上,阳气微下。""四十五日"是指从冬至到立春,或从夏至到立秋。冬至一阳生,从冬至到立春,阳气日上而阴气渐衰,到夏至时阳气盛极,阴气伏藏。反之,夏至一阴生,从夏至到立秋,阴气日上而阳气渐衰,至冬至时阴气盛极,阳气伏藏。年复一年,循环不已。

在生理状态下,人体的阴阳双方并非毫不相关,恰恰相反,二者一直处于动态的相互制约、相互排斥、相互消长的过程中。这种动态平衡的取得离不开阴阳双方的相互对立和制约。《类经附翼·医易》云:"动极者镇之以静,阴亢者胜之以阳。""动",指人体正常的生理活动,"动极",指人体的生理功能亢进。亢进就会表现出各种妄动的证候,因此应该采用"以静制动"的方法进行治疗。如果体内阳气能够积极推动生命活动的正常进行,而且阴气也能有效调控人体的生命活动,那么人体的阴阳就能在相互制约的情况下保持相对平衡,身体就会健康。正如《素问·生气通天论》所云:"阴平阳秘,精神乃治。"

只有阴气和平,阳气固密,人的精神才会正常,身体才会健康。

病理状态下,人体阴阳之间的对立制约关系出现失调,动态平衡遭到破坏。其原因主要有两个方面。一方面是"制约太过",如果阴阳中的任何一方过于亢盛,都会过度制约另一方而致其相对不足。以大自然为例,春夏秋冬分别具有温、热、凉、寒的季节特点,如果夏天不热反寒,人体的生命活动必然也将受到影响,出现疾病。《素问·阴阳应象大论》云:"阴胜则阳病,阳胜则阴病。阳胜则热,阴胜则寒。重寒则热,重热则寒。"疾病的性质可在一定条件下向反面转化。阴阳失去平衡时,如果阴气亢盛,阳气就要受病;阳气亢盛,阴气就要受病。阳胜于阴,会出现热证;阴胜于阳,会出现寒证。寒到极点,会转化为热;热到极点,亦会转化为寒。另一方面是"制约不及",阴阳中的任何一方过于虚弱,都将无力制约另一方而致其相对偏盛。《素问·生气通天论》云:"阴不胜其阳,则脉流薄疾,并乃狂。阳不胜其阴,则五脏气争,九窍不通。"说明阴阳任何一方对另一方的制约不及,都会引起相应的病理变化,导致疾病产生。中医学中的"阳虚则阴盛""阴虚则阳亢"或者"阳虚则寒""阴虚则热"等,也说明了同样的道理。

(二) 阴阳互根互用

阴阳互根,是指阴阳双方都是以其对立面的存在为自己存在的前提。阴阳双方都以对方的存在为前提和条件,任何一方都无法脱离对方而单独存在,如上与下,寒与热,升与降等。热为阳,寒为阴,没有热也就无所谓寒,没有寒就无所谓热。阴阳互根是从哲学高度归纳得出的结论,是宇宙中普遍存在的规律。与阴阳对立制约一样,阴阳互根同样具有普遍性的指导意义。

阴阳互用,是指阴阳双方之间具有相互资生、相互促进和相互助长的关系。阴阳互用既是事物不断发展变化的必要条件,又是阴阳实现相互转化的内在根据。正因如此,具有阴阳属性的双方在一定条件的作用下能够相互转化。《素问·阴阳应象大论》云:"地气上为云,天气下为雨;雨出地气,云出天气。""地气上为云",由于阳热之气具有气化作用,故而"阳化气""热生清"。"天气下为雨",由于阴寒之气具有凝聚作用,故而"阴成形""寒生浊"。在自然界中,云和雨、天气和地气往复循环,充分说明了自然界中广泛存在的阴阳互用关系,正所谓"阴不可无阳,阳不可无阴"[5]。《素问·生气通天论》云:"阴者,藏精而起亟也;阳者,卫外而为固也。"这一句充分体现了阴阳在生理上的相互为用的辩证关系。阴藏精于内,具有扶持阳气的功能;阳卫护于外,能够使体表周密,抵御外邪入侵。在物质和能量的代谢过程中,精微物质(属阴)得以化生,并贮藏于内脏之中。在内脏的气化作用下,人体的各种功能活动(属阳)得以正常进行。在功能活动(属阳)的促进作用下,人体吸入自然界清气,摄入饮食水谷,并转化成可供人体吸收的精微物质(属阴)。《素问·阴阳应象大论》亦云:"阴在内,阳之守也;阳在外,阴之使也。"《类经》注:"阴性静,故为阳之守;阳性动,故为阴之使。守者守于中,使者运于外……故朱子曰:阳以阴为基,阴以阳为偶。"说明人体内的阴阳相互为用,不可分离。

　　阴阳互根互用的观念脱胎于阴与阳相对的概念,来源于古人对各种自然现象及人体生命现象的长期观察。既然阴阳概念是由日光向背这一相对概念隐喻而来,那么既然古人能够认识到阴阳的对立,必然也能够体悟到二者的相互依存。既然阴阳来源于相互对立的相对概念,那么二者之间必然存在实现内部统一的机制,具有互根统一的关系。正如《朱子语类·卷七十四》所云:"阴阳虽是两个字,然却是一气之消息,一进一退,一消一长。进处便是阳,退处便是阴;长处便是阳,消处便是阴。只是这一气之消长,做出古今天地间无限事来。所以阴阳做一个说亦得,做两个说亦得。"

　　阴阳的互根互用有可能因为各种原因而遭到破坏,以致出现"孤阴不生,独阳不长""无阳则阴无以生,无阴则阳无以化"的状况。这种状况在自然界中表现为各类动植物生长困难,在人体则表现为各种生命活动遭到抑制,导致"阴损及阳"或"阳损及阴"的病理变化,甚至导致"阴阳离决,精气乃绝"。

(三) 阴阳消长平衡

　　阴阳消长,是指对立互根的阴阳双方的量和比例并非保持一成不变,而是一直处于或增或减的运动变化之中。在正常情况下,阴阳双方应是长而不偏盛,消而不偏衰,二者在此消彼长的运动过程中保持着动态平衡。不过,如果阴阳中的任何一方偏盛或偏衰,就会打破原有的"阴消阳长,阳消阴长"的动态平衡,引起异常的消长变化。

　　在对自然界的各种事物和现象以及人体自身的观察过程中,古代哲学家认识到,自然界的各种事物和现象都处在不停地运动变化中。各种规律性的变化,如日月星辰的运行、四时寒暑的更替、气候的季节性变化、植物的生长化收藏等,都是阴阳二气相互作用而出现的有序消长变化的表达。人体正常生命活动的保持,以及出现的生长壮老已的变化,都反映出阴阳双方在机体内的有序消长变化。由此可见,无论自然界的阴阳二气还是人体内的阴阳双方,都处在不断的消长变化过程中。

自然界阴阳二气的消长变化,具体表现为四时寒暑的更替、日夜长短的变化等。由于人与自然界相互通应,所以随着自然界的阴阳出现运动变化,人体的阴阳必然也会发生相应的变化。《素问·脉要精微论》云:"天地之变,阴阳之应,彼春之暖,为夏之暑,彼秋之忿,为冬之怒,四变之动,脉与之上下,以春应中规,夏应中矩,秋应中衡,冬应中权……阴阳有时,与脉为期。"天地间的变化,阴阳四时与之相应。四时气候的变化,人体的脉象也与之相应,随其出现升降沉浮的变化。四时阴阳的升降有一定的时间和规律,人体脉象的变化,亦与之相应,因而出现春弦、夏洪、秋毛、冬石的相应变化,称为"四时平脉"。四时阴阳变化之微妙,也在脉象上有所反应。

阴阳双方会在一定限度内出现消长变化,说明事物在对立统一关系的作用下可以维持一种动态的平衡,在自然界表现为一年四季的更迭变换,气候的规律变化,在人体则表现为各种生命活动的协调有序。如果阴阳的消长变化超过一定的限度,自然界就会出现异常的气候变化,人体也表现为病理状态。阴阳关系失常可能会出现此消彼长或此长彼消,导致"阴胜则阳病""阳胜则阴病"。阴阳互根互用关系失常也有可能出现阴阳皆消,"精气两虚""气血两虚"等即属于此。

阴阳平衡是指阴阳双方在相互斗争、相互作用中处于相对协调、相对稳定的状态。阴阳双方一直处于相互斗争、相互排斥的状态,同时也一直处于此消彼长的运动变化过程中,但是,从整体来看,阴阳双方保持着动态的稳定结构关系。

阴阳之间的平衡状态是相对的、动态的,而非绝对的、静态的。虽然阴阳双方随时发生着消长和变化,但这些消长和变化都维持在正常的限度之内。《素问·调经论》云:"阴阳匀平,以充其形,九候若一,命曰平人。"保持阴阳平调,形体得到充分的气血滋养,九候的脉象也表现一致,这就是正常的人。

(四) 阴阳相互转化

阴阳转化,是指相互对立的阴阳双方在一定条件下可以向其相反的方向转化。这里的"转化"指事物或现象的阴阳总体属性发生变化。

古人在观察自然时认识到,在太阳照射山体时,朝向太阳的一面会变得非常明亮,故属阳,而背对太阳的一面则显得相对阴暗,故属阴。然而这种相对的阴阳状态只是持续一定的时间,随着太阳的逐渐移动,原来的明亮面会变得阴暗,而阴暗面则会明亮起来。同样的道理,随着时间的推移,白昼会变成夜晚,夜晚又会变成白昼。四时寒暑的更替亦是如此,由春温到夏热,阴消阳长,阴逐渐转化为阳,最后发展到夏热之极点,当然这也是向寒凉转化的起点。其后阳消阴长,阳也逐渐转化为阴。由秋凉到冬寒,阳消阴长的变化继续进行,发展到冬寒之极点,同时也是向温暖转化的起点。其后阴渐消而阳渐长,阴也逐渐转化为阳。如此往复循环,年复一年。在对自然界的长期观察和体验中,古人逐渐认识到,一旦事物或现象的运动变化达到一定的极限,即阴阳双方的消长变化达到一定程度,事物或现象的整体阴阳属性就会发生转化,也就是人们常说的"物极必反"。

阴阳转化的基础为阴中寓阳、阳中寓阴的互藏关系,条件为"极"和"重"。在事物的发展过程中,阴阳会出现消长变化,此时的变化只是量变,而在量变达到一定程度时,就会发生质变,从而实现阴阳的转化。《素问·阴阳应象大论》云:"重阴必阳,重阳必阴。"阴极而生阳,阳极而生阴,阴阳在一定条件下可以互相转化。又云:"寒极生热,热极生寒。"《类经》注:"寒极生热,阴变为阳也;热极生寒,阳变为阴也。"此处以寒热的互变隐喻阴阳在极限条件下的互相转化。任何事物在发展过程中都存在着"物极必反"的规律。《素问·天元纪大论》亦云:"物生谓之化,物极谓之变。"《类经》注:"万物之生,皆阴阳之气化也。盛极必衰,衰极必盛,故物极者必变。"事物的开始发生叫作"化",发展到极点叫作"变"。生、化、变,是事物发生发展的规律。"物生谓之化",是指事物总是会由小到大,不断地发展壮大;"物极谓之变",是指事物发展到一定的阶段以后,就会由盛转衰,开始向其对立面转化。上述语句中的"重"和"极",是指阴阳的消长变化已经达到"极"的阶段,事物的阴阳总体属性开始向其对立面转化。一切事物和现象都处在不断的运动变化过程中,故《素问·六微旨大论》云:"成败倚伏生乎动,动而不已,则变作矣。"成败的关键在于运动,不断的运动就会发生不断的变化。

在人体,阴阳转化表现为,在一定的条件下,人体阴阳失调而出现的病理现象,各自向相反的方向转化,如虚证与实证、寒证与热证、表证和里证的相互转化。

三、隐喻建构阴阳在中医学的作用

阴阳学说在中医学中的应用十分广泛,贯穿中医学整个理论体系之中。《黄帝内经素问》有十几个篇章对阴阳进行了论述,深入阐发了阴阳的概念、含义等,不但将阴阳分类的方法用于概括天地、人体脏腑内外,而且用来探索人体生命的本源,阐释人体的组织结构、生理功能及病理变化,指导疾病的诊断和治疗。

(一)探索人体生命本源

阴阳学说认为,阴阳二气的相互作用推动着事物发生、发展和变化的整个过程。世界是一个客观的物质性整体,是阴阳二气对立统一的必然结果。《黄帝内经素问》中借助阴阳的对立统一关系来探索人体生命的本源。

《素问·生气通天论》云:"生之本,本于阴阳。"生命之根本在于通天气,天气即天之阴阳,故生命的本源在于阴阳。人类生活在自然界中,自然界是人类赖以生存的环境。人体的阴阳之气与自然界阴阳相互通应,因此生命的根本取决于阴阳二气的协调统一。

《素问·阴阳应象大论》云:"阴阳者,天地之道也,万物之纲纪,变化之父母,生杀之本始,神明之府也,治病必求于本。"这段话中运用了一系列的隐喻,形象地说明阴阳的地位与作用。"天地",泛指自然界;"道",指规律、道理;"天地之道",指自然界中普遍存在的规律。"万物之纲纪,变化之父母,生杀之本始,神明之府"是四个隐喻,分别从不同角度说明了阴阳的重要作用。"纲",渔网之总绳,拉之则可收网,古人常以网络比喻纷繁的事物,以纲比喻事物的要领;"纪",《说文解字》云:"别丝也",即网目,拉之则可整理整条丝。"纲纪",即要领,"万物之纲纪",隐喻用以归纳一切事物的要领。"父母"亦是典型的隐喻用法。父母者,生我养我者也,在句中隐喻为依据,即万事万物发生变化的根源。"变化之父母",意思是指病理变化或者生长壮老已的依据,原因在于阴阳之间在一定条件下可以相互转化。"本",指草木之根;"始",意为最初、原始;"本始",即本原和起点。"生杀之本始",意为生死之元初所管,也就是说,生于阴阳,死于阴阳,生死完全取决于阴阳的盛衰胜复。"府",指藏聚之所;"神明",指万物生成前和毁灭后根源性的气,即能够使事物发生运动变化的内在力量;"神明之府",可以理解为物质变化所处的极化状态阶段。而全句的意思是：可以运用阴阳属性对天地间万事万物分类，阴阳二气处于不停的运动变化过程中，聚则为万物，散则为太虚，是自然界万事万物的普遍变化规律[6]。宇宙万物的发生、发展、运动、变化、消亡，其根源皆在阴阳。

（二）说明人体组织结构

人体是一个有机整体，很好地体现了阴阳的对立统一关系。对于人体的各脏腑、经络、形体、组织来说，相互之间既有着千丝万缕的联系，也存在着相互对立的关系，根据人体部位和功能特点等的不同，分成相互对立的阴阳部分。

《黄帝内经素问》接受和吸收了战国至秦汉时期较为流行的"气化说"，认为宇宙万物都是"形气相感"的产物。《素问·天元纪大论》云："在天为气，在地成形。形气相感而化生万物矣。""形气相感"，指阴阳二气相互交感。在天为五行之气，在地为有形之质，形寓阴而气寓阳，阴阳之气相互感召，故能化生万物。《素问·宝命全形论》云："人生有形，不离阴阳。"这说明人体的生命活动同样离不开阴阳二气的相互交感。

《黄帝内经素问》还认为，无论人体的脏腑，还是形体、组织，都与阴阳二气有一定的对应关系，同时还对人体部位的阴阳属性进行了具体划分。《素问·金匮真言论》云："夫言人之阴阳，则外为阳，内为阴。言人身之阴阳，则背为阳，腹为阴。言人身之脏腑中阴阳，则脏者为阴，腑者为阳。肝心脾肺肾五脏皆为阴，胆胃大肠小肠膀胱三焦六腑皆为阳……故背为阳，阳中之阳，心也；背为阳，阳中之阴，肺也……腹为阴，阴中之至阴，脾也。此皆阴阳表里内外雌雄相输应也，故以应天之阴阳也。"由此可见，就人体部位而言，上为阳，下为阴；表为阳，里为阴；背为阳，腹为阴；四肢外侧为阳，四肢内侧为阴。就脏腑而言，五脏属阴，因其功能以静为主；六腑属阳，因其功能以动为主。根据位置的不同，五脏又可以细分为阳脏（心、肺）和阴脏（肝、脾、肾）。每一脏腑又可以划分阴阳属性，功能属于阳，而物质属于阴。另外，经络亦有阳经和阴经之分。由此可见，人体脏腑、形体、组织及经络，都是与阴阳具有对应关系的有机整体，无不包含着阴阳的对立统一。但是，人体与阴阳之间的对应关系只是相对的，而非绝对的，因此通常表现为阴中有阳，阳中有阴，阴阳之中复有阴阳，乃至无穷。

（三）概括人体生理功能

人体的各种生理活动,是阴阳二气对立统一的结果。在阴阳属性上,人体的基本物质属阴,而各种生理活动属阳,二者之间互相依存。人体的基本物质是正常进行各种生理活动的基础,而各种生理活动的正常进行反过来又能够促进维持生命活动的物质的新陈代谢。如果人体的阴阳双方无法相互依存,相互为用,人体就会出现各种病理变化。《素问·阴阳应象大论》云:"故积阳为天,积阴为地。阴静阳燥,阳生阴长,阳杀阴藏。阳化气,阴成形。寒极生热,热极生寒。寒气生浊,热气生清。清气在下,则生飧泄;浊气在上,则生膜胀。此阴阳反作,病之逆从也。"这段文字既讨论了自然界中阴阳的属性、特征、功能和变化规律,也谈到了人体阴阳的消长变化及对人体产生的影响,从而说明阴阳是人体生理功能的具体表现形式,逆阴阳则会出现病理变化。

人体的生命活动是在脏腑、经络、形体、官窍的共同作用下实现的,而脏腑器官功能的充分发挥有赖于贮藏并运行于其中的精气。人体的生理功能主要表现在两个方面:一是人体抗御外邪侵犯的卫外能力;二是各脏腑、经络、组织的功能及其相互之间的关系。《黄帝内经素问》从阴阳两个方面概括了人体的这些生理功能。《素问·生气通天论》云:"阴者,藏精而起亟也,阳者,卫外而为固也。"阴藏精于内而不断扶持阳气,而阳卫外使体表固密。精藏于脏腑之中,主守内,故属阴;气由精所化,运行于周身,故属阳。精与气相互资生、相互促进,使得脏腑器官能够正常发挥其生理功能。《素问·阴阳应象大论》云:"阴在内,阳之守也;阳在外,阴之使也。"阴性静,守者守持于内,以支援阳;阳性动,使者运行于外,而保护阴。阳以阴为基,阴以阳为偶,阴阳二气相互为用。

阴阳是不可分割的整体,阴不能离开阳,阳也不能离开阴。阴阳二气在体内相互交感、相互为用,保持相对的动态平衡,这样人体的各种生理功能才能得到稳定发挥,人体的生命活动才能有序进行。如果人体内的阴阳二气相互分离,无法相互为用,那么人体的各种生理功能将无法正常发挥,甚者出现"阴阳离决,精气乃绝"。

（四）阐释人体病理变化

在《黄帝内经素问》中,阴阳学说还被用来阐释人体的病理变化。《素问·生气通天论》云:"阴平阳秘,精神乃治,阴阳离决,精气乃绝。"阴阳相互为用,保持动态平衡,人体生命活动才能够正常进行,如果阴阳失调,则会导致疾病的发生。究其原因,阴阳在具体的环境和结构中有着特定的功能范围,一旦阴阳中的任何一方出现太过或者不及,必定会引起另一方的不及或太过,导致阴阳失调。病邪侵袭人体,人体的正气就会与之斗争。正邪相搏将会导致人体阴阳的协调平衡遭到破坏,疾病由此发生。故《素问·著至教论》云:"合而病至,偏害阴阳。"

阴阳失调表现为阴阳的偏盛偏衰和阴阳互损。一般而言,疾病的发生发展过程,实际上是正邪相争,各有胜负的过程。这一过程具体可以从阴阳偏盛、阴阳偏衰、阴阳互损、阴阳转化等多个方面来进行解释。

阴阳偏盛,指在邪气(或本身功能病理性亢奋)作用下阴或阳高于正常水平。《素问·阴阳应象大论》云:"阴胜则阳病,阳胜则阴病。阳胜则热,阴胜则寒。"热是阳气的特性,故"阳胜则热"。阳气偏亢,就会消耗阴气,导致津液减少,脏腑器官变得干燥,故"阳胜则阴病"。与之相对,阴气的特性是寒,故"阴胜则寒"。阴气偏亢,阳气就会被消耗和制约,导致阳气虚衰,故"阴胜则阳病"。阴阳偏盛形成的病证都是实证,故《素问·通评虚实论》云:"邪气盛则实。"

阴阳偏衰,指阴阳任何一方出现低于正常水平的病理变化。《素问·调经论》云:"阳虚则外寒,阴虚则内热。"寒邪在表,致上焦不通,阳气不能外达以温煦肌肤,寒气独留于表而寒栗,故"阳虚则外寒"。劳倦伤脾,谷气不盛,致上焦不行,下焦不通,胃气郁而化热,热熏于胸中之内热,故"阴虚则内热"。阴阳偏衰所形成的病证都是虚证,故《素问·通评虚实论》云:"精气夺则虚。"

阴阳互损,指阴阳偏衰到一定程度而出现的阴损及阳、阳损及阴的情况。阴阳互损恰恰体现了阴阳之间存在着互根互用的关系。阴阳互损最终会导致"阴阳俱损""阴阳两虚"。

阴阳转化,指在一定条件下阴阳失调导致的病理现象可以相互转化。《素问·阴阳应象大论》云:"重寒则热,重热则寒。"又云:"重阴必阳,重阳必阴。"这些语句都说明阴阳在"重"的条件下就会相互转化。

(五)指导临床诊断与治疗

中医学认为,疾病发生的主要原因在于阴阳失调。因此,任何疾病的性质和成因都可以从阴阳的角度进行阐释,并利用阴阳学说进行诊断。《素问·阴阳应象大论》云:"善诊者,察色按脉,先别阴阳。"又云:"审其阴阳,以别柔刚,阳病治阴,阴病治阳。"诊断疾病必须首先分清阴证和阳证,用阴阳来分析四诊,才能抓住疾病的本质,做到对症下药。从证型来看,表证、实证、热证属阳,而里证、虚证、寒证则属阴。从四诊来看,望诊色泽鲜明者属阳,而色泽晦暗者属阴;闻诊声音洪亮者属阳,而语声低微者属阴;脉象浮数、洪大者属阳,而脉象沉迟、细小者属阴等。

《黄帝内经素问》以阴阳学说作为指导,阐述疾病诊断和治疗的基本原则。《素问·阴阳应象大论》云:"故善用针者,从阴引阳,从阳引阴,以右治左,以左治右,以我知彼,以表知里,以观过与不及之理,见微得过,用之不殆。"阴阳气血,内外左右,交相贯通,善用针者,从阴而引阳分之邪,从阳而引阴分之气,病在左者取之右,病在右者取之左。以医者的正常情况,测度病者的异常变化,以外部变化,诊察内部的疾病。又云:"因其轻而扬之,因其重而减之,因其衰而彰之。"病之初起,势轻而在表,用疏散法治疗,取效宜速;病深重的,应逐步减轻,取效宜缓;衰弱的病,用补益法而使其强壮。《素问·至真要大论》云:"治诸胜复,寒者热之,热者寒之,温者清之,清者温之,散者收之,抑者散之,燥者润之,急者缓之,坚者软之,脆者坚之,衰者补之,强者泻之,各安其气,必清必静,则病气衰去,归其所宗。"主治一切胜气复气致病的大法是气寒者用热法,气热者用寒法,气温者用清法,气冷者用温法,气散者用收法,气抑者用散法,气燥者用润法,气急者用缓法,坚硬者用软法,脆弱者用坚法,气衰者用补法,气强者用泻法,使正气清静安定,则病气衰退,各归其所属之处。以上是中医治疗学的重要原则和方法,宗其大要,不外在论治之前应审清疾病的阴阳属性,运用阴阳属性分类来指导疾病的治疗。治疗过程中,应注意调整疾病的阴阳属性,使之恢复相对平衡、协调,并尽量保持,实现"阴平阳秘"的目标。这是中医学治疗疾病的基本原则,也是阴阳学说在疾病防治中的具体运用。《素问·至真要大论》云:"谨察阴阳所在而调之,以平为期。""平",即平衡、协调。仔细地诊察脉、证、气味、经络、藏象的阴阳所在而加以调治,以便达到阴阳平衡的目的。不难看出,《黄帝内经素问》中对于疾病诊断和治疗的基本原则就是补偏救弊,努力恢复机体的阴阳平衡、协调。

《黄帝内经素问》还运用阴阳学说来概括药物的性能,并当作指导临床用药的基本依据。《素问·至真要大论》云:"辛甘发散为阳,酸苦涌泄为阴,咸味涌泄为阴,淡味渗泄为阳。"一般而言,寒、凉药物属阴,温、热药物属阳;味

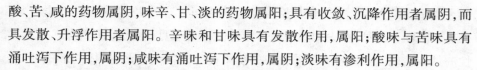

酸、苦、咸的药物属阴,味辛、甘、淡的药物属阳;具有收敛、沉降作用者属阴,而具发散、升浮作用者属阳。辛味和甘味具有发散作用,属阳;酸味与苦味具有涌吐泻下作用,属阴;咸味有涌吐泻下作用,属阴;淡味有渗利作用,属阳。

在临床用药时,首先要根据疾病的阴阳属性确定相应的治疗原则,然后再结合药物的阴阳属性来确定所用的药物。对于阴盛引起的实寒证,应该根据"寒者热之"的原则,选用温热的药物来祛寒;对于阳盛引起的实热证,应该根据"热者寒之"的原则,选用寒凉的药物来清热。而对于阳虚所致的虚寒证,需要选用温阳药物来补阳;对于阴虚所致的虚热证,需要选用滋阴药物来补虚。如若阴阳两虚,则必须阴阳双补。

四、《黄帝内经素问》阴阳概念的特点

《黄帝内经素问》是研究人的生理学、病理学、诊断学、治疗学和方药学的医学巨著。其独到之处在于,在阴阳隐喻思维的基础上建构了中医基本理论体系,提出了许多重要的理论原则和学术观点,创立了较为系统的人体理论,从而表现出一定的哲学属性和明显的功能属性特点[2]。

《黄帝内经素问》中的阴阳概念表现出明显的哲学本体论意义。《素问·四气调神大论》云:"夫四时阴阳者,万物之根本也。"《素问·阴阳应象大论》亦云:"阴阳者,天地之道也,万物之纲纪,变化之父母,生杀之本始,神明之府也。"阴阳是万事万物中存在的属性,阴阳的对立统一是自然界的基本规律,是宇宙万物的发生、发展、变化及消亡的本原和起点,也是千变万化的运动现象的原动力。

在《黄帝内经素问》中,阴阳概念的普遍性具体表现在时间和空间两个方面。在时间上,阴阳无时不有,阴阳四时是万物的终始,是盛衰存亡的根本。阴阳关系自始至终存在于事物的整个发展过程中,时刻都在发挥着重要作用。正如《素问·四气调神大论》所云:"阴阳四时者,万物之终始也,死生之本也。"在空间上,阴阳的道理得以推广演绎,用以说明人体纷繁复杂的生理、病理现象。归结起来,这些现象都离不开阴阳的对立统一。事物和现象的不断变化和发展,离不开阴阳的对立统一,都是阴阳对立统一关系的体现和发展。正如《素问·阴阳离合论》所云:"阴阳者,数之可十,推之可百,数之可千,推之可万,万之大不可胜数,然其要一也。"

《黄帝内经素问》中的阴阳概念还表现出非常明显的功能属性特点。《素

问·阴阳应象大论》云："水火者,阴阳之征兆也。"《类经》注："征,证也。兆,见也。阴阳不可见,水火即其证而可见也。"由此可见,水火是阴阳存在及其属性的具体表现。虽然水火不是抽象的阴阳,但二者都表现为具体的形式,因此可以用来表征阴阳。水性沉静、下降、寒冷,能够集中体现阴质的特性,而火性升腾、轻浮、炎热,能够较好地体现阳质的特性。又云:"阴静阳躁,阳生阴长,阳杀阴藏。阳化气,阴成形。"阴性柔,所以主静;阳性刚,所以主动。阴阳既为生杀之本,亦为养藏之本。阳既能生万物,亦能杀万物。阴既能长万物,亦能藏万物。阳的运动,可以化生清气和能量,阴的凝聚,可以构成有形的物质。由此可见,阴具有柔、静、长、藏的特性,具有化生清气和能量的功能属性,而阳则具有刚、动、生、杀的特性,具有构成有形物质的特性。《素问·阴阳别论》云:"去者为阴,至者为阳;静者为阴,动者为阳;迟者为阴,数者为阳。"此句说明了阴阳对于脉诊的指导意义。脉落为去,脉起为至,脉搏之起落可以分阴阳。脉搏之动静可以分阴阳,脉静的为阴,脉动的为阳。脉搏之快慢亦可分阴阳,平人一呼一吸脉搏跳动四至五次,三次为迟,六次为数。这些论述更为清晰地阐述了阴阳的功能属性。

五、《黄帝内经素问》中的阴阳相关隐喻

阴阳最初指太阳的向背。后来,古人以隐喻的方式认识到,世间万物与自然界昼夜的光线明暗转换关系之间存在着巨大的相似性,于是将与朝向太阳的事物有相似性的范畴归为阳,将与背对太阳的事物有相似性的范畴归为阴。这样,阴阳概念被用于说明宇宙中具有对立统一关系的事物或现象,或同一事物内部的两个方面。在《黄帝内经素问》中,阴阳被用于隐喻天地、日月、四时、自然规律和脉象等。

(一) 天地

《素问·阴阳离合论》云:"余闻天为阳,地为阴。"《素问·六节藏象论》亦云:"天为阳,地为阴。"古人认为,天在上,地在下,天气轻清为阳,地气重浊为阴,故以阴阳隐喻天地。

《素问·天元纪大论》云:"寒暑燥湿风火,天之阴阳也,三阴三阳上奉之。木火土金水火,地之阴阳也,生长化收藏下应之。"句中指出,天气的阴阳变化表现为寒、暑、燥、湿、风、火等形式,地气的三阴三阳向上承之;地气的阴阳具

体表现为木、火、土、金、水、火等形式,生长化收藏的变化与之相应。由此可见,阴阳不仅用于隐喻天地,还用于隐喻天气和地气的各种阴阳变化。

《素问·天元纪大论》云:"天有阴阳,地亦有阴阳。"王冰注:"天有阴故能下降;地有阳故能上腾,是以各有阴阳也。阴阳交泰,故化变由之成也。"《类经》注:"天本阳也,然阳中有阴;地本阴也,然阴中有阳。此阴阳互藏之道。"此文说明,以天地而论,则天阳而地阴,而天地之中,又各有阴阳。这是阴阳可分的具体体现。

(二)日月

《素问·阴阳离合论》云:"日为阳,月为阴。"《素问·六节藏象论》亦云:"日为阳,月为阴。"日出则天亮,日光普照大地,温煦世间万物,也给人类带来光明与温暖;月出则天黑,月光朦胧晦暗,让人产生寒凉、孤寂的感觉。基于对日月的这些特征的认知,古人将日月与阴阳属性关联起来,阴阳又用来隐喻日月。

(三)四时

《素问·天元纪大论》云:"天以阳生阴长,地以阳杀阴藏。"岁半之前,自大寒至小暑,天气(司天)主之,阳气发生,阴气长养,则万物生发繁茂,故曰"天以阳生阴长"。岁半之后,自小暑至小寒,地气(在泉)主之,阳气肃杀,阴气凝敛,则万物蛰伏闭藏,故曰"地以阳杀阴藏"。上半年天气主之,春夏为天之阴阳,主生主长;下半年地气主之,秋冬为地之阴阳,主杀主藏。春夏温暖,万物勃发,秋冬寒冷,万物索瑟,这与日月给古人带来的感觉相似。古人对四季特征的认知使得阴阳获得新意,阴阳被用来隐喻一年之中的春夏秋冬。

(四)自然规律

《素问·上古天真论》云:"上古之人,其知道者,法于阴阳,合于术数。"王冰注:"夫阴阳者,天地之常道,术数者,保生之大伦,故修养者必谨先之。"上古时期,懂得养生之道的人,深谙天地阴阳和自然变化的规律,并努力去加以适应。他们注意调和养生的方法,使之达到正确的标准。此处以阴阳隐喻天地自然变化的规律。

《素问·上古天真论》云:"余闻上古有真人者,提挈天地,把握阴阳,呼吸精气。"所谓"真人",本义指那些修真得道之人。此句中指那些善于掌握天地阴阳变化规律的人,他们努力使自己的精神和形体去适应大自然的要求,从而达到养生的目的。《文子》亦云:"至德天地之道,故谓之真人。"上古之时的真人,能掌握天地造化的玄机,把握日月的运动规律,呼吸通达的自然之气。不难看出,此处以阴阳隐喻天地自然发生运动和变化的规律。

《素问·四气调神大论》云:"夫四时阴阳者,万物之根本也。"王冰注:"阴阳四时者,万物之终始也,死生之本也,逆之则灾害生,从之则苛疾不起,是谓得道。"四时,即春、夏、秋、冬四季,因春夏属阳,秋冬属阴,阴阳之气随四季变化而消长。四时阴阳,指春温、夏热、秋凉、冬寒的四季变化和一年之中阴阳变化的规律。此处以阴阳隐喻四时变化的规律。

《素问·阴阳应象大论》云:"阴阳者,天地之道也,万物之纲纪,变化之父母,生杀之本始,神明之府也。"天地,泛指自然界。道,指规律、道理。天地之道,即自然规律。阴阳普遍存在于天地自然之中,其对立统一是自然界的基本规律,是宇宙万物的发生、发展、变化及消亡的本原和起点,也是千变万化的各种运动现象的原动力。此句中以阴阳隐喻自然界的规律。

(五) 脉象

《素问·阴阳别论》云:"所谓阴阳者,去者为阴,至者为阳;静者为阴,动者为阳;迟者为阴,数者为阳。""去"和"至"是指以脉搏之起落分阴阳。脉落为去,为阴;脉起为至,为阳。"静"和"动"是指以脉搏之气势分阴阳。"静"是安静而不躁动,脉静为阴;"动"是流利而不涩滞,脉动为阳。"迟"和"数"是指以脉搏之慢快分阴阳。"迟"指脉迟慢,一息三至,脉迟为阴;"数"有急速之意,一息六七至,脉数为阳。此句中以阴阳分别隐喻各种不同的脉象,可以看出阴阳在脉搏运动状态中的分别与对立。

第二节　五 行 学 说

一、五行学说的起源

五行是中国古代的一种本源论(本体论)的形而上学,也是中国传统文化的核心,多用于哲学、中医学和占卜。五行指构成宇宙万物的五种基本物质,即木、火、土、金、水。《尚书大传》云:"水火者,百姓之所饮食也;金木者,百姓之所兴作也；土者，万物之所资生也。是为人用。"五行中的"行"是指五种物质的运动和变化。一般认为，五行起源于"五材"，即木、火、土、金、水五种自然界的基本物质。《左传·昭公二十五年》云："（天地）生其六气，用其五行。"《左传·襄公二十七年》云："天生五材，民并用之。"《左传·昭公三十二年》云："天有三辰，地有五行。"《国语·鲁语》亦云："地之五行，所以生殖。""五材"到"五行"的转变，实际上是一个隐喻的过程。《说文解字》云："行，道也。""行"最初是指道路。五材是世界上最基本的五种生活物质。由于这五种物质的存在，人类的生活或者做事由此变得更为方便。

《尚书·洪范》最早对五行思想进行了记载。其上云："五行：一曰水，二曰火，三曰木，四曰金，五曰土。水曰润下，火曰炎上，木曰曲直，金曰从革，土爰稼穑。润下作咸，炎上作苦，曲直作酸，从革作辛，稼穑作甘。"句中指出，五行是构成世间万物的基本物质，即水、火、木、金、土，并指出它们各自特点（五性）以及与之相应的五种味道（五味）。五行概念形成以后，古人开始以"五"来认识和规范自然界的万事万物及人类社会中的各种制度，久而久之，逐渐形成一种相对固定的模式。例如，《尚书》中记载的典章制度大都以"五"为律。《尚书·尧典》记载了五品、五典、五服、五礼、五刑等与"五"相关的内容。在其他方面，天有"五星"，地有"五湖"，方位有"五方"，山有"五岳"，占卜有"五行"，古有"五帝"，史有"五代"，粮食有"五谷"，药有"五毒"，音乐有"五音"，诗有"五言"，人体有"五脏""五官"，人伦有"五常"等。在这些以"五"为律的事物中，"五行"显然是纲，并在其基础上推演其他与"五"相关的概念。由此可见，当时的人们已经产生了五行观念，并表现出强烈的"崇五"的倾向。五行已经超越了原本的物质性概念，转化成用于认识和阐释宇宙万物及其相互关系的五种基本属性。

五行学说是以木、火、土、金、水五种物质的特性及其相生、相克规律来认识、解释世界和探求宇宙规律的一种世界观和方法论。一般认为，五行学说起源于殷商时代，产生于西周后期以来逐渐兴起的"五材学说"。至春秋时期，五行基本确定。古代思想家们在探讨五行关系的过程中，提出五行相克学说。具体内容为：木克土、金克木、火克金、水克火、土克水。至战国时期，五行学说进一步成熟，出现了五行相生学说、五行与阴阳相配学说。五行相生的具体内容为木生火、火生土、土生金、金生水、水生木。显然，五行已成为一种对宇宙的结构认知模型，并且得到广泛运用。在汉代，五行学说被赋予神化色彩，五行成为神圣不可更改的世界观和方法论,并一直延续到清末。

五行学说是中国文化的重要组成部分。五行学说认为,宇宙万物是由木、火、土、金、水等五种要素相生、相克、衍生和变化而成。它强调整体概念,具体说明了事物的结构关系和运动形式。五行关乎宇宙和自然的呈现与持续运作,五种要素的盛衰变化会引起宇宙与自然的相应变化。这既会对人类的生存和生活产生巨大的影响,也促成了宇宙万物的循环不已。

中医学基于五行的基本属性与作用原理,运用取象比类的隐喻认知方式,将五行学说发挥得淋漓尽致。《黄帝内经素问》以五行理论为基础来认识和规范自然界的万事万物以及人体的生命活动,提出木、火、土、金、水等五种物质分别对应东、西、南、北、中等五个方位,因而产生寒、暑、燥、湿、风等五种气候变化;人体有五脏,化生五气,产生喜、怒、思、忧、恐等五种情志的变动。木、火、土、金、水等五运之气相互衔接,有条不紊;四时之气有机配合,一年一个周期,周而复始。《黄帝内经素问》一切皆以"五"为定数,根据属性相近的原则,将复杂的人体归纳为五大系统。这五大系统又在五行生克法则的基础上建立起密切的联系,使人体与自然界形成一个密切联系的有机整体。不难看出,中医学"天人相应"整体观念正是基于五行理论而形成的。《黄帝内经素问》把五行学说广泛地应用到中医学领域中,使古人积累的临床经验得以研究和整理,从而推动中医学基本理论体系的形成。

二、五行概念意义的隐喻演变

五行是指木、火、土、金、水五种构成世界的基本物质,是中国古代哲学思想的重要组成部分。五行概念的产生离不开古人对物质世界本质的哲学思考。五行学说起源于夏商之际,在春秋战国不断发展,其影响一直持续至现在。五行虽然最初是一个哲学范畴,但在长期的发展过程中,已经逐渐渗透并影响到社会的各个方面,如天文、地理、政治、医学、相术、风水等。阴阳五行"迷漫于意识的各个领域,深嵌到生活的一切方面。如果不明白阴阳五行图式,几乎就无法理解中国的文化。"[7]随着时间的变迁,五行的内涵和外延也出现了巨大的变化。五行最初是一个物质概念,后来逐渐演变为时空方位属性概念、季节属性概念和人体脏器属性概念,并呈现出明显的跨域演变的趋势。借助认知语言学的隐喻理论,可以分析五行物质概念逐渐演变为五方、五季、五脏等属性概念的内在机制。

（一）五行概念向空间方位属性概念的演变

人类的基本认知能力主要来源于日常生活中的感知经验。隐喻正是获得这些感知经验的常用有效方式之一。隐喻思维广泛存在于认知主体的意识之中,可以帮助他们识别、理解和创建跨概念领域,并且开展类比和对比,寻找事物之间的异同之处。"人类在历史上必然有过这样一个时期:那时,任何超出日常生活的狭隘视野的思想都非得凭借隐喻手段才可能表达出来[8]。"

古人非常崇拜和敬畏浩瀚的大海和广袤的土地。在日常生活和劳作中,他们获得了大量的感知经验。在对太阳升落方位进行认识的基础上,他们将自然空间分为"五方",即东、西、南、北、中。后来,古人逐渐形成了对五行的哲学认知,认识到整个世界是由木、火、土、金、水五种基本物质构成的。在对五方及其自然特征的不断感知过程中,古人发现,五方的自然特征与五行概念之间存在着对应关系。五行就与五方建立起联系,木、火、土、金、水便成为与东、南、中、西、北相对应的属性概念。可以看出,很早以来,古人就已经开始运用朴素的唯物观去观察和思考空间方位的属性特征,并且取得了丰硕的认知成果。

从逻辑的角度来看,五行物质概念和五方空间概念并没有什么联系。但古人为何能将二者联系起来呢? 根据经验现实主义哲学观,人类的所有认知都源于自身的感知和体验。概念不仅能够支配人类的思想,而且也能够影响人类的行为活动。古人之所以将五行物质概念与五方空间概念进行对应,显然不是任意而为,也不是简单的概念意义的扩展,而是因为古人找到了二者之间的某种相似性,并在此基础上以隐喻的方式对五行的物质概念意义进行扩展。

在古代,"木"为东方的属性。究其原因,古人根据自身的感知和体验,认识到日出东方,照耀大地,万物得以生长,而木为万物之本,处于非常重要的地位,这样古人就找到了二者之间的关联性。"东方"与"木"的对应大致基于这样一个隐喻推理过程:东方(方位)→太阳→万物→木(属性)。由此可见,认知隐喻理论可以比较合理地解释"木"的物质概念向"东方"的属性概念的演变过程。

认知语言学认为,人类能够主动地确定注意方向和焦点,这是形成突显原则的认知基础[9]。基于自身的体验,古人认识到,与其余四方相比,南方最突出的特征是炎热和酷暑。于是,古人就将南方"炎热"的气候特点和火的"炎上"特征联系起来,从而找到了二者之间的相似性,从而为将"火"作为南方的属性概念奠定了认知基础。

在五行中,"土"居中央,是其他四方进行定位的参照点。根据常识,人们往往习惯以自己所处的位置作为中心来进行定位。自古以来,先民们就在华夏大地的中部地区耕耘劳作。土地是其赖以生存不可或缺的重要自然条件。因此,"土"成为中部地区最为凸显的自然特征。土可以承载万物,又能够收藏万物,所以居中,并有"土载四行""万物土中死"和"土为万物之母"等说法。在五行与五方的属性对应中,"土"自然会成为与中部方位相对应的属性概念。

"金"为西方的属性。基于自身的感知和体验,古人认识到,西方是夕阳西下的方位,也是刺骨寒风吹来的方位。因此,西方代表着白天的结束、黑夜的来临或者寒冬的临近。后来,西方又与暮年、末日、死亡等对应起来。由此可见,自古以来"西方"和"落日"都具有相似的负面联想意义。"金",本义是指金子、金钱、金属、金属制品等。在自身感知和体验的基础上,人们将"金"与各种战争用品对应起来,如刀、枪、剑、戟等,继而与战争相关的概念对应起来,如战争、杀戮、血腥、伤亡等。可以看出,古人把"金"作为西方的属性,原因在于西方是日落和寒风吹来的方位,说明黑夜或寒冬即将到来,标志着灭亡和末日。这些联想很容易让人得出"金"的肃杀特征,于是便出现了"西方属金"的说法。二者演变的思维轨迹大致可以归纳为西方(方位)→落日→黑暗→末日来临→死亡→肃杀工具→金(属性)。

"水"为北方的属性。北的概念意义为:早晨面对太阳时,左手的一边。古人通过自身的感知和体验认识到,北方的自然特征是严寒、多冰雪;水是液态的,无色透明,从高处向低处流动,冬天会结冰,春天冰雪会融化成水。虽然北方呈现出诸多自然特征,但是严寒和冰雪是其最突出的自然特征。由此可见,古人认为北方是流水和冰雪的源头,所以用"水"说明北方的自然属性。二者演变的隐喻推理过程大致可以归纳为北(方位)→寒冷→冰雪→水(属性)。

(二) 五行概念向季节属性概念的演变

五行学说是中国独特的传统文化,是五行文化在数千年里不断发展的理论基础。人类的思维和认知方式与哲学观具有非常密切的关系。正是基于五行的相生相克,永恒变化、循环往复的物质世界才得以建构起来。对于一些难以理解的自然现象,如日月轮回、季节更替、风雨雷电、草木枯荣等,古人便尝试运用阴阳五行学说进行理解和阐释。

随着对五行的认知不断深入,五行物质概念还逐渐演变为时间概念。五行中的木、火、土、金、水分别与五季中的春、夏、长夏、秋、冬相对应。这一演变过程突出地体现了五行相生相克、周而复始的基本原理:春为木→木生火→火为夏→火生土→土为长夏→土生金→金为秋→金生水→水为冬→水生木⋯⋯如此循环,往复无穷。

五季的自然特征和五行概念特征之间表现出显著的相似性。下面从体验哲学和认知隐喻学的角度来阐释这一问题。

春天冰雪融化,大地复苏,万物生长,一片欣欣向荣的景象。在自然万物中,木是最典型的代表,因此古人将木隐喻为春季的属性。

夏天烈日炎炎,骄阳似火,植物迅速生长,枝繁叶茂。炎热是夏季最突显的气候特点,这与火的"炎上"特征具有很大的相似性。于是,古人找到了夏季与火在表现特征上存在的诸多相似之处,于是将火隐喻为夏季的属性。

秋天作物成熟,是收获的季节,人们忙着收割、砍伐,为越冬做好准备。收割和砍伐需要使用金属器具,很容易让人联想起杀戮和夺命使用的刀、枪、剑、戟等兵器和各种刑具,而且古代行刑问斩、重要战事一般都发生在秋季。另外,秋季末期,草木逐渐枯萎凋零,旷野如焚,人迹罕至,原野里呈现出一派肃杀的景象。因此,在古人看来,"金"指代攻伐、杀戮之器,代表战争、武力、杀戮、血腥、伤亡等,具有肃杀、变革、能柔能刚的特性。故而将金隐喻为秋季的属性。

冬季太阳低升,气温极低,白雪茫茫,银装素裹,万物休眠。从五方的属性来看,北方为冰雪之源,其属性为水。古人把北方与寒冷的冬季联系起来,北方水的属性就被投射到冬季的属性上。故而将水隐喻为冬季的属性。

为了和五行相配,古人将夏秋之间的过渡阶段称为"长夏",其属性为土。"土爱稼穑",是指土是种植和收获庄稼的基本物质基础,能够生化万物,并将具有生化、承载、收纳作用的事物引申和归属于土。另外,从五行学说的角度来看,四季在数量和关系上无法与五行相配。因为夏(火)和秋(金)之间缺少"土",导致夏秋的关系不是相生,而是相克,显然这与自然现实并不符合。因此,在夏和秋之间添加一个属性为"土"的长夏,从而使一年五季形成一条较为完整的五行相生链。

（三）　五行概念向人体脏器属性概念的演变

很早以来,五行学说就已经成为一种系统论的模式,并且得到广泛的应用。古代医家试图运用五行学说说明人体脏腑组织的特征,探索它们之间的相互关系,追溯生命的起源和变化规律。然而,限于当时的科学发展水平,而且以阴阳五行为基础的中医学基础理论逐渐形成,中医学对生理解剖知识的需要基本停止了[10]。现代医学认为,五行与人体五脏的对应属性关系缺乏科学的依据。一般而言,不同自然观就会产生不同的方法论,同时也会产生与之对应的理论形态。中医理论便是如此。现在人们还无法从科学的角度合理地解释五行与五脏之间的属性关系。不过,体验哲学和认知隐喻理论或许可以给出合理的解释。

在《黄帝内经》里,木、火、土、金、水分别隐喻五脏,即肝、心、脾、肺、肾。温格瑞尔和施密特说:"通过长期建立的常规关系而无意识进入语言的隐喻才是最重要的[11]。"五行与五脏的对应关系即是如此。在历经数千年以后,它们已经成为一种常规关系,得到中医学的广泛接受。它们以隐喻的方式悄然进入中医学语言体系之中,经过长时间的使用和演变,最终在中医学里形成相对固定的概念:肝木、脾土、心火、肺金、肾水。

五脏和五行已经建立起固定的对应关系,其建立基础不是形态相似性,而是功能相似性。古人对五脏的认识主要基于其功能,对五脏和五行关系的认识同样也是以五脏的功能特性作为逻辑思维中介[12],即从隐喻的角度探讨五脏功能和五行属性的相似性。显然,这离不开古代医家对五行属性和五脏功能的认知,把具有不同性质的基本物质转换为具有不同功能的五脏,实现了"木火土金水"从源域向目标域的映射,从而成为隐喻概念。由于五行属性与五脏功能具有一定相似性,原本的自然物质概念具备了医学属性。以五行为喻体,不仅可以映射本体(五脏)的外在形象,而且能够说明其内在特征和功能。通过对喻体(五行)的联想,人们对于本体(五脏)产生了更为深入的认知,五行物质概念到五脏属性概念的演变充分地展现了隐喻的认知功能。

"木曰曲直"。《说文解字》云:"木,冒也。冒地而生,东方之行,从草,下象其根,凡木之属皆从木。"《白虎通义·五行》云:"木之为言触也。阳气动跃,触地而出也。"木性可曲可直,枝叶条达,有生长的特性,引申为具有生长、升发、调达、舒畅等性质的事物和现象。《黄帝内经素问》认为，肝具有这种特性，并将肝与木进行类比，故《素问·阴阳应象大论》云："神在天为风，在地为木，在体为筋，在脏为肝。"肝、木的联系与肝的功能密切相关。肝藏血，如同"血库"一样提供血液，以满足人体正常生命活动的需要。这与"木"的功能非常相似，因为树体内同样储藏着丰富的水分和养料，为树木的生长提供必要的条件。另外，肝贮藏的血液可以输送至全身脏腑器官，使其得到濡养，以便发挥正常的生理功能，而树体内储藏的水分和养料可以滋养树的根、茎、叶，使其各司其职。除了藏血，肝还有主疏泄的功能。肝气畅通，则气血和调，经络通利，脏腑器官功能正常。树木亦是如此，树体内储藏的水分和养料能够到达根、干、枝、叶，满足树木正常生长的需要。其中的原理极为相似。反之，如果肝气郁结，就会导致气血不调，经络不通，脏腑器官的功能出现紊乱，影响人体正常的生命活动。同理，如果树木的某一部分遭到束缚，水分养料无法到达或者通过，树木的这一部分可能会枯死。肝喜条达而恶抑郁，肝气具有冲和调达、伸展舒畅、升发生长、生机盎然的特性。而生长中的树木枝干曲直，不断向上向外周舒展，使人产生"生长、升发、舒畅"的意象。由此可见，肝性和木性具有很大相似性，故肝属木。

"火曰炎上"。《说文解字》云："火，毁也。南方之行，炎而上，象形，凡火之属皆从火。"《白虎通义·五行》云："火之为言，化也。阳气用事，万物变化。"火性温热，具有炎热、上升、光明的特性，引申为具有温热、上升、光明等性质的事物和现象。《黄帝内经素问》认为，心恰恰具有这种特性，并将心与火进行类比，故《素问·阴阳应象大论》云："其在天为热，在地为火，在体为脉，在脏为心。"心、火的联系与心主血脉、主藏神的功能密切相关。心主血脉，具体表现在心气能够推动和调控血液在经脉中循行，滋养全身脏腑器官。故《素问·痿论》云："心主身之血脉。"心的这一功能主要基于心脏的搏动。心脏的搏动恰似火苗的窜动，心的搏动可以推动气血运行，而火苗的窜动可以激发能量，使其得到释放。心主藏神，具体表现在心能够统率全身脏腑、经络、形体、官窍的生理活动，主司精神、意识、思维、情志等心理活动。故《素问·灵兰秘典论》云："心者，君主之官也，神明出焉。"而火可以表示"内心激动、愤怒等反应激烈的情绪"，心与火在这一点上表现出相似的功能。所以，心火既可以是生理学概念，即心的代称，也可以是病理学概念，即心热火旺的病变。顾名思义，心火乃"心"上之"火"，是人体的内热，常表现为五心烦热、盗汗、咽干、口燥、口舌生疮和心烦易怒等,容易让人联想起"烈火炎炎可以使事物焦灼"的意象。由此可见,心性与火性相通,故心属火。

　　"土爰稼穑"。《说文解字》云:"土,地之吐生物者也。"《白虎通义·五行》云:"土在中央者,主吐含万物。土之为言,吐也。"《毛传》云:"种之曰稼,敛之曰穑",也就是说,"稼"为种植,"穑"为收割,"稼穑"就是"种植与收割",泛指农业劳动。土性敦厚,具有"生长、承载、供养、营养、生化万物"的特性,引申为具有生化、承载、受纳性质或作用的事物和现象。《黄帝内经》认为,脾恰好具有这种特性,并将脾与土进行类比,故《素问·阴阳应象大论》云:"其在天为湿,在地为土,在体为肉,在脏为脾。"土与脾之所以能够建立联系,离不开脾主运化的生理功能。脾主运化,具体表现在脾能够把摄入体内的饮食水谷转化为水谷精微,并转输到全身各脏腑器官。脾的运化功能可以为全身脏腑组织提供充足的营养,发挥正常的生理功能,即《素问·玉机真脏论》所谓"脾为孤脏,中央土以灌四傍",《素问·厥论》所谓"脾主为胃行其津液者也"。因此,脾主运化是人体饮食代谢的关键环节,也是维持人体生命活动的重要保证。故脾被称为"气血生化之源""后天之本",这与"土为万物之母"的说法有异曲同工之妙。而且,脾与长夏相通应。长夏之季,气候炎热,雨水较多,湿为热蒸,酝酿生化,万物华实,这与"土生万物"之象相合,而脾主运化,化生全身气血津液,满足人体正常生命活动的需要,与"土爰稼穑"之理相类。故脾属土。

　　"金曰从革"。《白虎通义·五行》云:"金之为言,禁也。"《说文解字》云:"金,从革不违,西方之行……凡金之属皆从金。"段玉裁注:从革谓顺人之意以变更成器,虽屡改易而无伤也。金的显著特性是刚柔相济,虽然质地刚硬,但又具有容易延展变化的柔和特性,常引申为具有沉降、肃杀、收敛等性质的事物和现象。《黄帝内经素问》认为,肺恰好具有这种特性,并将肺与金进行类比,故《素问·阴阳应象大论》云:"其在天为燥,在地为金,在体为皮毛,在脏为肺。"金与肺的联系,与脾主宣发肃降的功能密切相关。肺主肃降,具体表现在肺气具有向内向下清肃通降的作用。故《素问·经脉别论》云:"脉气流经,经气归于肺,肺朝百脉,输精于皮毛。"肺的这些功能与金的潜降、收敛、清洁作用是完全吻合的。肺与秋相通,时令至秋,暑去而凉生,草木皆凋,四处一派肃杀的景象,与"金曰从革"的意象相合。故肺属金。

　　"水曰润下"。《说文解字》云:"水,准也。北方之行,象众水并流,中有微阳之气也。凡水之属皆从水。"《白虎通义·五行》云："水之为言,准也。养物平均,有准则也。"水性润下,具有寒润、寒凉、下行、闭藏的特性,引申为具有滋润、下行、寒凉、闭藏等性质或作用的事物和现象。《黄帝内经》认为,肾恰好具有这种特性,并将肾与水进行类比,故《素问·阴阳应象大论》云："其在天为寒,在地为水,在体为骨,在脏为肾。"水与肾之所以能够建立联系,离不开肾藏精和主水的功能。肾藏精,主生殖、生长发育与脏腑气化。故《素问·六节藏象论》云："肾者,主蛰,封藏之本,精之处也。"肾主蛰,具有贮存、封藏精气的生理功能,被称为"封藏之本"。肾通过"精"温煦和滋养脏腑,使精气盈满,人体生机旺盛。肾的这一功能与水对万物之滋润作用相似,故中医认为肾属水,并有"肾水"之说。"肾水"不仅是一种隐喻,而且还指称具体的物质,指体内所有不易流失的体液,如骨髓、精液等,既包括先天之精,也包括后天之精。由此可见,"精"与"水"同源,水是生命之源,而藏精的肾则是先天之本。由于肾与水在性质和功能上具有很大的相似性,故肾属水。

综上所述,五行概念意义的演变经历了由自然物质概念到时空方位属性概念、再到人体脏器属性概念的过程。这种跨域演变是古人隐喻认知思维的产物,反映出古人"天人合一"的哲学思想和认知思维能力,为古代朴素的哲学思想和中华五行文化的发展奠定了基础。不过,五脏概念是古人在自身感知和体验的基础上通过隐喻建构的一套概念体系,与现代解剖学意义上的脏器概念并不相同。可以说,中医理论体系及研究方法基本上是经验主义的,是以阴阳五行为基础借助隐喻的思维方式建立起来的。五行向五方、五季、五脏属性概念的演变过程,揭示了古人经验主义的思想方法,说明古人具有通过隐喻建构认知概念系统的强大能力。

三、《黄帝内经素问》中的五行相关隐喻

五行学说是以隐喻类比的方式对自然界中的木、火、土、金、水等五种物质的相互关系抽象化而来的。既然这五种自然物质之间存在一定的关系,归属于五行的物质之间也应该存在类似的关系。换句话说,这是一个由具体到抽象的隐喻过程。

人类生活在自然界中,生命和形体来源于自然界,生存、生长、发育也离不开大自然的滋养和抚育。人作为自然界的重要组成部分,无论在外部形态、内部结构上,还是活动方式上,都与自然界中的各种物质形态存在着诸多相似

性。因此,自然界的各种运动变化,如寒暑的交替、地域的差异等,必然会对人体产生一定的影响,人体自然也会作出反应,并且出现各种生理或病理变化。于是,原本用于说明自然万物相互关系的五行理论,就可以用于解释与生命、健康和疾病等有关的各种现象。

《黄帝内经素问》以"天人相应""天人合一"的整体观为理论基础,吸收五行学说,并在中医学中广泛应用。《素问·六节藏象论》云:"天食人以五气,地食人以五味……气和而生,津液相成,神乃自生。"《素问·宝命全形论》亦云:"天地合气,命之曰人""人以天地之气生,四时之法成"。由此可见,人体与天地自然相应,人的生命过程在自身发展变化的同时,又受到自然环境的影响,不断地与自然界进行着物质、能量与信息的交换。由于这种交换主要在体表的官窍进行,因此体内的生理、病理变化都会表现在体表官窍上,具体表现为声、色、味等的变化。而声、色、味等都可以归属于五行的范畴,因此可以通过声、色、味等外部表征将人体的脏腑器官与五行联系起来。五行学说在中医学中得以展现和应用,并为解释人体的生命现象发挥重要的作用。

五行学说以隐喻的方式进入《黄帝内经素问》,并得到广泛运用,主要表现在利用五行对世间万物进行归类,运用五行生克、乘侮原理阐释五脏的生理和病理现象,并以五行来指导临床诊断和治疗等。

(一) 利用五行进行归类

为了说明人体与自然环境、内脏与体表、脏腑与其功能等之间的相互关系,《黄帝内经素问》以五脏为中心,按照不同的性质和功能,将人体的形体、组织、器官、情志、动作及周围的自然环境分别归属于相应的五行之中,从而建构起一个非常复杂的异质同构的物质系统。

由于事物之间存在着普遍联系,一些表面上看似风马牛不相及的事物,如自然界、人体和五行等,可能具有相同或相似的功能。这些事物可以基于相似的功能属性而建立起相互关系。这样,原本复杂的事物就会变得清晰而有条理,从而可以全面观察和分析不同的事物和现象。通过五行归类表可以看出,《黄帝内经素问》以功能属性的对应关系为基础,利用五行对人体各器官部位进行归类,将自然界、人体和社会中的千差万别的事物和现象安排得条理清晰、井然有序,揭示人体内部的脏腑器官与外部环境的相互依赖和制约关系。

五行归类表

自然界								五行	人体									社会职能
五季	五化	五气	五色	五味	方位	五时	五音		五变	五声	五情	其华所在	形体	五官	腑	基本功能	五脏	
春	生	风	青	酸	东	平旦	角	木	握	呼	怒	爪	筋	目	胆	藏血	肝	将军之官
夏	长	暑	赤	苦	南	日中	徵	火	忧	笑	喜	面	脉	舌	小肠	主神明 主血脉	心	君主之官
长夏	化	湿	黄	甘	中	日西	宫	土	哕	歌	忧	唇	肌肉	口	胃	主运化 统血	脾	仓廪之官
秋	收	燥	白	辛	西	日入	商	金	咳	哭	悲	毛	皮	鼻	大肠	主气 主治节	肺	相傅之官
冬	藏	寒	黑	咸	北	夜半	羽	水	粟	呻	恐	发	骨	耳	膀胱	藏精 主命门之火	肾	作强之官

（注：本表依据《素问·阴阳应象大论》和《素问·金匮真言论》内容得出）

下面以心为例分析五行与五脏之间在功能属性基础之上建立起来的联系。心在五行属火，为阳中之阳，与自然界夏气相通应。心在体合脉，开窍于舌。心主脉，脉色赤。心在志为喜，所以暴喜首先伤心。手少阴心经与手太阳小肠经相互属络，心与小肠互为表里，有经络直接相通。苦味入口，先走心脏。苦味适量能养心，过量则伤心。五行中的木、土、金、水与五脏中的肝、脾、肺、肾的对应关系，亦同此理。

（二）运用五行生克原理

五行相生是指五行之间存在着相互资生、助长和促进的关系。其相生次序为：木生火，火生土，土生金，金生水，水生木。五行相克是指五行之间存在的相互克制、相互制约的关系。其相克次序为：木克土、土克水、水克火、火克金、金克木。五行相生、相克最初用于指代自然界中的五种物质之间的相互关系。自然界中五种具体物质之间的相互资生或相互制约关系，以取象比类的方式推演类比到一切归属于五行的各物质之间的相互促进或相互制约关系。这是一个由具体到抽象进行转化的过程，转化的依据是二者之间具有的相似性，即相同的规律，因此从本质上来讲是一种隐喻。

《黄帝内经素问》利用五行原理对人体五脏进行归类，认为五脏与五行相应，并利用五行相克的原理揭示人体正常的生理关系。因此，根据五行之间的生克关系,五脏之间的相生关系应该为肝生心,心生脾,脾生肺,肺生肾,肾生肝;五脏之间的相克关系应该为肾克心,心克肺,肺克肝,肝克脾,脾克肾。在五脏的相生关系中,每一脏都有"生我"和"我生"两种关系。中医学将这些关系隐喻为母子关系:"生我"者为母,"我生"者为子。因此,五脏相生实际上是指任何一脏对其子脏所起的资生、促进和助长作用。在五脏相克关系中,每一脏都具有"克我"和"我克"两种关系。《黄帝内经素问》把五脏的相克关系称为"所胜"和"所不胜"关系:"克我"者为"所不胜","我克"者为"所胜"。因此,五脏相克实际上是指任何一脏对其所胜脏所起的克制和制约作用。由此看来,任何两脏之间的关系都表现出一定的不平衡性,但是从每一脏的关系总和以及五脏结构的整体来看,则表现出明显的平衡性。可以说,五脏的相生、相克是五脏关系既对立又统一的两个方面,正是由于相生、相克关系的同时存在,五脏之间才能相互依赖,相互制约,从而维持五脏结构的整体平衡与稳定。反之,如果任何一脏出现异常变化,就会干扰原有的生克秩序,打破脏腑系统的整体平衡。

(三) 运用五行乘侮原理

五行相乘,是指五行中的一行对其所胜的过度制约或克制。五行相乘的次序与相克相同,即木乘土、土乘水、水乘火、火乘金、金乘木。五行相侮,是指五行中一行对其所不胜的反向制约和克制。五行相侮的次序为:木侮金,金侮火,火侮水,水侮土,土侮木。五行相乘、相侮原本用于表示自然界中五种物质之间的异常制约现象,即过度克制和反向克制。自然界中五种具体物质之间的异常制约关系,以取象比类的方式推演类比到一切归属于五行的各物质之间的异常制约关系。这是二者在相似性(相同的规律)的基础上发生的由具体到抽象的转化过程,从本质上来讲也是一种隐喻的过程。

《黄帝内经素问》利用五行乘侮的原理来阐释和说明五脏之间的病理关系。《素问·五运行大论》云:"气有余,则制己所胜而侮所不胜;其不及,则己所不胜侮而乘之,己所胜轻而侮之。"此句说明五行相乘、相侮的原因及相互关系。如果五脏中的任一脏过于亢盛,对其"所胜"脏的克制超过正常限度,就可能破坏原来相对平衡的生克关系,引起其"所胜"脏的虚弱,导致五脏关系失常,即"乘";同时,还会对其"所不胜"脏进行反向克制,即"侮"。以脾克肾为例,脾气有余会乘"所胜"的肾,同时反过来侮"所不胜"的肝。同样,如果五脏中的任一脏过于虚弱,难以抵御其"所不胜"脏正常限度的克制,就会显得更加虚弱,这样也会破坏原来正常的生克关系,导致"乘侮"。仍以脾克肾为例,脾气不足会受到"所不胜"的肝的"乘"害,又会受到"所胜"的肾的反"侮"。五脏出现乘侮,说明五脏的正常关系已被打破,可能引起整个脏腑系统的失衡,在人体则表现出病理状况。《黄帝内经素问》利用五行乘侮的原理来说明五脏的内部关系,解释疾病的产生原因和发展过程,堪称以隐喻的方式对五行学说进行具体运用的典范。

(四)以五行指导临床诊治

《黄帝内经素问》以五行学说阐释人体病理关系的机制,主要表现在推断病情、说明疾病传变规律以及指导辨证立法三个方面[2]。

首先,五脏的生克关系可以通过色、声、味、脉等在体表反映出来。因此,医者可以通过外在的望、闻、问、切四诊了解五脏的生理和病理状况,并结合五行生克规律推断病情。《素问·五脏生成》云:"多食咸,则脉凝泣而变色;多食苦,则皮槁而毛拔;多食辛,则筋急而爪枯;多食酸,则肉胝䐃而唇揭;多食甘,则骨痛而发落,此五味之所伤也。"此句说明五味和五脏病理的对应关系,强调过食五味会使相应的脏气增强,而损及其所克制之脏的外合与外荣,而发生种种病变。这是根据五行克制的原理解释病因病理的一例。又云:"五脏之气,故色见青如草兹者死,黄如枳实者死,黑如炲者死,赤如衃血者死,白如枯骨者死,此五色之见死也。"此句为面部望诊的重要内容。五色之见于面,必兼光润明泽为可生,若兼枯暗无华,则为危象。若明润鲜泽而含蓄,方为五脏生机旺盛之象;若明亮暴露而漂浮无根,则又非可取,这种表征属脏气败绝,生机无续的危症,临证时必须仔细辨别。又云:"夫脉之小大滑涩浮沉,可以指别;五脏之象,可以类推;五脏相音,可以意识;五色微诊,可以目察。能合脉色,可以万全。"本句指出,脉象的大、小、滑、涩、浮、沉等,可以通过手指切脉获得;五脏的功能表现,可以通过相类事物的比象,加以推测;五脏的声音可以凭意会而识别;五色的微小变化,可以通过眼睛来观察。诊病时,应该将色、脉二者结合起来进行分析,以便确保万无一失。又云:"凡相五色之奇脉,面黄目青,面黄目赤,面黄目白,面黄目黑者,皆不死也。面青目赤,面赤目白,面青目黑,面黑目白,面赤目青,皆死也。"由此句可知,凡面色黄而目现其他颜色者,说明胃气尚存。人以胃气为本,故非死症。若面无黄色,唯他色现于面与目部,乃胃气已绝,故为死症。胃气作为观察人体生机的盛衰存亡即疾病预后的主要依据之一,故凡病有胃气为生,无胃气为死;脉有胃气为生,无胃气为死;色有胃气为生,无胃气为死。这些都有很重要的临床意义,临证时不可忽视。《素问·玉机真脏论》云:"凡治病,察其形气色泽,脉之盛衰,病之新故,乃治之无后其时。"由于内部脏腑的生克关系异常可以通过形体、神气、面色、脉象等表征表现出来,因此句中强调,在治病的时候,一定要诊察患者的形体、神气及五色泽枯的变化,脉象的盛衰,疾病的新久,然后给予及时的治疗,不可迁延时日。

其次,疾病会按照五行相克的顺序在五脏之间传变。《素问·玉机真脏论》云:"五脏相通,移皆有次;五脏有病,则各传其所胜。不治,法三月若六月,若三日若六日,传五脏而当死,是顺传其所胜之次。"本句论述了有关疾病传变的问题。所谓病传,是指病气由本脏而及于他脏的传行和演变情况。五脏皆有自病,故曰"五病",每脏之病,若未能及时治愈,皆可传变于其余四脏,"故病有五,五五二十五变"。病气的传行,以胜相传,如肝传脾、脾传肾、肾传心、心传肺、肺传肝者为顺。这种以胜相传的传变,是疾病的正常传变,即"顺传"。对于这类疾病,如果能够准确预料,并及时进行治疗,预后一般较佳。《素问·玉机真脏论》云:"五脏受气于其所生,传之于其所胜,气舍于其所生,死于其所不胜。病之且死,必先传行至其所不胜,病乃死。此言气之逆行也,故死。"此句指出,五脏之间病气的传变,是受病气于气所生之脏,传于我所克之脏,病气留止于生我之脏,死于我所不胜之脏。当病到快死的时候,必先传行于克我之脏,病者才死。这是病气的逆传,故主死亡。这里的传变为"逆传",与前文提到的"顺传"相反,是指疾病按照五行相侮(不胜)的顺序进行传变,如肝传肺、肺传心、心传肾、肾传脾、脾传肝。逆传者,多死,故又称为"逆死"。

再次,五行学说可以用来指导临床辨证,确定治则治法。它强调,治疗疾病时要有整体和全局观念,结合五行生克制化的关系,及时对人体进行全面地干预和调节,控制一脏疾病向他脏的传变,从而达到标本兼治的目的。在五行学说指导下,中医学探索出许多有效的治疗方法,如滋水涵木法、益火补土法、培土生金法、金水相生法、抑木扶土法、培土制水法、佐金平木法、泻南补北法等,充分体现了整体辨证的观念。由此可见,《黄帝内经素问》从整体的角度看待人体病变,通过了解人体内外之间的联系和制约机制(即五行的生克关系),把握疾病的发展和变化,从而更好地维持或实现人体内外的平衡。

《黄帝内经素问》利用五行理论对世间万物和人体部位进行归类,运用五行生克原理说明人体的生理状况,运用五行乘侮关系揭示人体的病理变化,并借助五行学说来指导疾病的诊治,使得原本用于解释自然万物结构关系的五行理论可以用于解释与生命、健康和疾病等有关的各种现象。正是由于隐喻的思维方式,使得五行学说在中医学领域彰显出巨大的应用价值。

第三节 精 气 学 说

精和气是中医学的两个基本概念,具有丰富的内涵和外延。从认知语言学的角度来看,精气概念系统是古人以隐喻的认知方式对周围世界进行类比思考而形成的。从认知规律来看,人类的认知过程实际上是进行类思考的过程,而作为认知成果的概念通常是以类为单位进行存放。古人对精和气的认知亦是如此。在中医学的悠久历史中,精气概念一直贯穿始终,并且不断丰富、演化和拓展,逐渐形成系统的精气理论,同时还通过隐喻的方式衍生出许多与精气相关的词汇。下面将以认知语言学的隐喻理论为基础,通过梳理精、气的意义演变过程来分析中医学精气概念的形成与发展。

一、隐喻建构精的基本概念

精,从米,青声,本义为“挑选过的好米,上等细米”。《论语》也有证:“食不厌精。”精,又称精气,在中国古代哲学中,是一种充塞宇宙之中的无形而运动不息的极细微物质,是构成宇宙万物的本原。一般认为,精气概念源于“水地说”。在对周围世界的长期观察过程中,古人发现,自然界万物的生长都离不开水或土,生长过程中也需要水、地的滋养和培育。因此,古人认为水、土是自然界万物得以生成的本原[13]。《管子·水地》云:“地者,万物之本原,诸生之根菀也。”又云:“水者,何也? 万物之本原也,诸生之宗室也。”这两句话正是反映了“水地说”。

在原型意义的基础上,人们从不同的视角出发,通过隐喻等方式,对精进行大量的相关或相似联想,从而使精的外延不断扩大,具有了丰富的含义。通过对自然界的观察,古人认识到,水为土地之经脉,是天地万物赖以生长的根源,可以说是天地之精,因此在“水地说”的基础上引申出精的概念,嬗变为精为万物之源。从隐喻的角度来看,将水隐喻成精是因为二者具有很大的相似性,都是经过提炼的优质之物。于是,精被看作万物之源。

精的概念在中医学得到进一步的运用与扩展,泛指构成人体和维持生命活动的基本物质。《素问·金匮真言论》云:"夫精者,身之本也。"精包括先天之精和后天之精。先天之精禀受于父母,是构成人体的原始物质,即《周易·系辞下》所云:"男女构精,万物化生。"后天之精来源于饮食水谷,在脾胃的运化及脏腑的生理活动作用下,可以化为精微,并输布到全身的脏腑器官,故又称为五脏六腑之精。

精的概念在中医学中得到广泛运用,能够对哲学中精气概念的发展带来很大的启发。医学中的男女之精结合而形成胚胎,逐渐被引申为雌雄之精相合而成万物,进而再隐喻为天地阴阳精气相合而万物化生。这样,通过隐喻,具体的生殖之精最终被抽象为无形可见的天地精气[14]。

二、《黄帝内经素问》中的精相关隐喻

在《黄帝内经素问》里,"精"出现的频率很高。精的隐喻,是一种从自然域到人体域的认知转化,是从物态到功能态的组合。精在《黄帝内经素问》具有多种表现形式,既有自然域的原型所指,如构成万物的灵气、物质精华、日月星辰等,也有在原型之上的人体域的延伸,如气、血、神、津液、水谷之精、脏腑之精、生殖之精等。《黄帝内经素问》中与精相关的隐喻主要表现在自然之精和人体之精两大方面。

(一) 自然之精

《素问·上古天真论》云:"余闻上古有真人者,提挈天地,把握阴阳,呼吸精气,独立守神,肌肉若一。"精气,指清气而言。呼吸精气,指呼吸清新的空气。此处强调真人善于选择环境,吸收最精纯的清气,调节呼吸运动,以达到养生之目的。

《素问·阴阳应象大论》云:"天有精,地有形,天有八纪,地有五里,故能为万物之父母。"精,指清轻之气。《春秋繁露·通国身》云:"气之清者为精。"古人认为,天有精气,地有形质,因此可以成为宇宙万物生成的根本。句中的"精"指构成宇宙万物的灵气。

《素问·五运行大论》云:"地者,所以载生成之形类也。虚者,所以列应天之精气也。形精之动,犹根本之与枝叶也。"精,指日月五星。应天之精气,日月五星等是感受天体之精气而形成的。大地载运各类有形的物质,太空布

列受天之精气的星象。地之形质与天之精气的运动,就像根本和枝叶的关系。句中将有形物类与日月五星联系起来,并以树木根本与枝叶的关系来隐喻二者之间的相互作用。

(二) 人体之精

《黄帝内经素问》的人体之精主要表现为气、血、神、津液、脏腑之精、水谷精微、生殖之精等。

1. 气

《素问·上古天真论》云:"和于阴阳,调于四时,去世离俗,积精全神。"精,此处指精气。积精全神,指积蓄精气,集中精神。中古至人深谙养生之道,把握阴阳的变化,远离世俗的干扰,积蓄精气,集中精神,从而达到延长寿命和强身健体的目的。

《素问·脉要精微论》云:"夫精明者,所以视万物,别白黑,审短长。以长为短,以白为黑,如是则精衰矣。"目之精明是观察万物,分别黑白,审察长短的,若长短不明,黑白不清,就是精气衰竭的表现。句中的"精"指精气。

《素问·通评虚实论》云:"邪气盛则实,精气夺则虚。"邪气,指风寒暑湿之邪,邪气盛于人身则为实。精气,指人体之正气,精气不足则为虚。本句中,精气与邪气形成对比,揭示中医虚实症状的病因。

《素问·四时刺逆从论》云:"故刺不知四时之经,病之所生,以从为逆,正气内乱,与精相薄。"针刺如果不懂得四时经气的所在部位,疾病发生的原因,以从为逆,则使内在的正气逆乱,邪气与精气相迫而生大病。此处的"精"指人体的正气,与邪气相对。

2. 血

《素问·阴阳应象大论》云:"形不足者,温之以气;精不足者,补之以味。"《内经知要》注:"阴髓枯竭,则精不足,补之以味,则精渐旺也。"此句中,精指阴血、精血。形体虚弱,要用益气的药物加以温补;阴精不足的,要用厚味之品加以滋补。

3. 神

《素问·汤液醪醴论》云:"精神不进,志意不治,故病不可愈。"精,指精神,神气。精神不进,志意不治,指精神衰微,志意散乱不定。如果病人的精神已经毁坏,志意已经散乱不定,针石治法就不能在其身上发挥应有的作用,所以病不愈。

《素问·经脉别论》云："惊而夺**精**，汗出于心。"张志聪注："血乃心之精，汗乃血之液，惊伤心气，汗出于心，故曰夺精。"惊会导致神气浮越，心气受伤而汗出于心。此句中，精指精神、神气。

4. 津液

《素问·经脉别论》云："饮入于胃，游溢**精**气，上输于脾。脾气散**精**，上归于肺，通调水道，下输膀胱。水**精**四布，五经并行。"精，指津液。这段话指出了津液生成、输布、排泄和代谢的整个过程：水液入胃以后，流动布散其精气，上输于脾，经脾的布散，上归于肺。肺主清肃而司治节，肺气运行，通调水道，下输于膀胱。如此则水精四布，外而布散于皮毛，内而灌输于五脏之经脉。

《素问·生气通天论》云："阳气者，烦劳则张，**精**绝辟积，于夏使人煎厥。"在人体烦劳过度时，阳气就会亢盛而外张，使阴精逐渐耗竭，如此多次重复，阳愈盛而阴愈亏，到夏季暑热之时，容易使人发生煎厥病。此处的"精"，指阴精，与阳气相对而言。

《素问·生气通天论》云："风客淫气，**精**乃亡，邪伤肝也。"精乃亡，风邪逐步侵害阳气，则阳气日损，而阴阳互根，阳损则阴耗，如不扭转这种趋势，则阴精必将耗竭。风邪侵犯人体，伤及阳气，并逐步侵入内脏，阴精也就日渐消亡，这是由于邪气伤肝所致。此处的"精"，亦指阴精，与阳气相对而言。

《素问·阴阳应象大论》云："味归形，形归气，气归**精**，**精**归化；**精**食气，形食味，化生**精**，气生形。"饮食五味，可以滋养形体，形体进一步产生元气，饮食中的气可以温煦阴精，阴精可以通过气化而转变为元气。也就是说，阴精吸收着饮食中的气，形体取养于饮食中的味；元气的气化功能将食物的精华转变成阴精，进而滋长了形体。此句中的"精"都是指阴精，是人体的津液之一。

《素问·汤液醪醴论》云："开鬼门，洁净府，**精**以时服。"鬼门，即汗孔；净府，即膀胱。王冰注："开鬼门，是启玄府遣气也；洁净府，谓泻膀胱水去也。"开鬼门和洁净府，指发汗和利小便两个治法。这样，可以排出积水，从而使水精得以正常运行。此句中，精指水精，是人体的津液之一。

5. 脏腑之精

《素问·汤液醪醴论》云："五阳已布，疏涤五脏，故**精**自生，形自盛，骨肉相保，巨气乃平。"五脏的阳气得以敷布，郁积也得以消除，使精气化生，形体充盛，骨肉保持常态，正气也将恢复正常。本句中，精为脏腑之精，也称后天之精,来源于摄入体内的饮食物。

《素问·金匮真言论》云:"东方青色……藏精于肝""南方赤色……藏精于心""中央黄色……藏精于脾""西方白色……藏精于肺""北方黑色……藏精于肾"。这段文字多次提到"精",均指五脏之精气而言。即《素问·五脏别论》所云:"所谓五脏者,藏精气而不泻也,故满而不能实。"五脏的功能在于藏精气而不外泻,所以应该经常地保持精气饱满,而非一时得到充实。

6. 水谷精微

《素问·经脉别论》云:"食气入胃,散精于肝,淫气于筋。食气入胃,浊气归心,淫精于脉。"淫,在此作浸淫滋养解。五谷入胃,其所化生的一部分精微之气输散到肝脏,再由肝将此精微之气滋养于筋。五谷入胃,其所化生的精微之气,注入于心,再由心将此精气滋养于血脉。这段文字说明了饮食物的消化、吸收和转输的过程,以及在这一过程中胃、肝、心等的重要作用。本句中,精指水谷精微。水谷精微是人体消化吸收的营养物质,能够满足人体的生长、发育、生殖的需要,同时也是人体维持生命活动和化生精、气、血的物质基础。

《素问·评热病论》云:"人所以汗出者,皆生于谷,谷生于精。"此言人之汗出,是来自水谷所化的精气,水谷精气旺盛,便能胜过邪气而汗出。王冰注:"言谷气化为精,精气胜乃为汗。"此处的"精"指水谷所化的精气,即水谷精微。

7. 生殖之精

《素问·上古天真论》云:"二八,肾气盛,天癸至,精气溢泻,阴阳和,故能有子。"男子十六岁时,肾气旺盛,天癸产生,精气满溢而能外泻,两性交合,就能生育子女。又云:"此虽有子,男子不过尽八八,女子不过尽七七,而天地之精气皆竭矣。"这种人虽有生育能力,但男子一般不超过六十四岁,女子不超过四十九岁,精气便枯竭了。这两句中的"精",均指男女的生殖之精。生殖之精,禀受于父母,常先身生,故又称"先天之精"。精是繁衍后代的物质基础,并与人的生长、发育和衰老等相关。

三、隐喻建构气基本概念

气的概念源于"云气说"。《说文解字》云:"气,云气也。"这说明"气"最初是指云气,或者雾气、水气。气的概念是由对直接观察到的云气、风气、水气以及呼吸之气等加以概括、提炼、抽象而成的。"中国先民们对于自然界云烟等的直接观察,或对人自身的嘘吸等直接经验,是象形的直觉思维[15]。"气表现出无处不在、变化莫测、模糊混沌、有质无形、神秘飘忽等特性。古人通过观察发现,当阳光照在水面或地面上时,水面或地面就会升腾起水气。于是,古人认为气是由水地化生。既然水地为万物之源,那么气也应如此,只不过水地为凝聚之物、有形之物,而气为升散之物,飘忽不定而又变化莫测,似为无形之物。这与古人对宇宙形成之前的万事万物处于混沌状态的想象是吻合的。因此,古人将气引入对世界本源的认知过程中,并认为气是无形而运行不息的极细微物质,是构成宇宙万物的物质基础,从而使气的意义空间具有极大的拓展可能。

根据莱考夫和约翰逊的隐喻理论,"气"概念的哲学化过程就是一个由具象到抽象的隐喻过程。气的本义是"云气",后来通过引申泛指"气体",这些物质都呈现出神秘性、模糊性、弥散性、整体性等特征。对于超越古人智慧的一些概念来说,比如宏观的世界本原、微观的物质基本构成等,这些特征恰恰也是古人产生的主观的、感性的、隐约的心理印象。根据认知语言学,通过对"云气""气体"等具体物象的"互动体验",人们可能会在意识层面上将其提升为一种"意象图式",然后将其与许多抽象概念所形成的心理印象进行比对,寻找相互之间的共同之处,最终将两个概念对接、匹配起来,并形成新的概念。"气"概念的隐喻路径可以总结为云气→气体→气体的形态→具有气体形态相似性的事体[16]。

气的应用范围在本义的基础上不断得到扩展,逐渐成为各种气体的通称,用于指称各种没有独立形态、固定体积但又趋向于无限膨胀的流体。气的指称,既可以是非常大的概念,如原气(或元气),即天地未分之前的混沌之气,或宇宙自然之气,也可以是相对较小的概念,如气息。在物态基础上,气还被用于指称大气的状态,成为大气中的雨、雪、霜、雾等各种现象和过程的总称。

随着人们对自然界认知的不断加深,气的指称范围逐渐从自然现象扩大到人类社会,用于指称天空以外的情景和状况。它不仅可以表示能够让人们产生强烈感觉的景象,如气氛、氛围等,而且可以表示社会上普遍流行的某种爱好或习惯,如风气等。除了用于指称自然现象、社会风气,气还被用于指称人体之气,包括嗅觉器官感受到的味道,如气味;人们对于事情或者行为的态度和看法,或者人们在某种情感状态支配下所采用的语音形式,如语气;人们的各种精神状态、个性特点等,如志气、气派等。气对自然与人体的指称如此之多,促进了中医学气的概念的形成,并最终建立起一套完整的关于气的理论。中医学认为,天地源于气化而生,人是天地自然的产物,当然也有气,或者说人体也由气所构成。古人观察到,寒冬时节人会呼出热气,剧烈运动时身体也会发出热气,这与自然之气升散流动、飘忽不定的特点非常相似,所以古人也称之为气。由此可见,气的命名主要依据人体之气与自然之气的相似性,因此也是隐喻性的。受气的哲学思想影响,人体之气也有物态和动态两种表现形式,具体来说,人体之气既是构成人体和维持人体生命活动的基本物质,其运动变化还反映了人体的生命活动能力。

无论在自然现象、社会现象或是人体现象中,气都具有静态和动态两种表现形式,于是,气的哲学概念逐渐形成。在哲学中,气不仅被视为一种构成世间万物的至精至微的物质,更反映出这种物质的运动变化。气的运动成为世间万物产生、发展和变化的根源。

四、《黄帝内经素问》中气的相关隐喻

在《黄帝内经素问》中,气概念的使用范围很广,可以说是这一中医典籍的哲学和医学理论的基石。气的隐喻,实际上是一种从自然域到人体域的认知转化,一种从物态到功能态的组合。气是《黄帝内经素问》中的重要概念之一,表现为多种形式,既有自然域的原型所指,如天气、地气、寒气、热气等,更有在原型基础之上的人体域的延伸,如营卫之气、脏腑之气等。

《黄帝内经素问》中与气相关的隐喻主要表现在自然之气和人体之气两大方面。

(一) 自然之气

《黄帝内经素问》的自然之气主要表现为阳气和阴气、天气和地气以及人气等。

1. 阳气、阴气

《素问·阴阳应象大论》云:“故积阳为天,积阴为地……阳化气,阴成形。”又云:“故清阳为天,浊阴为地。”清阳,指清轻的阳精之气,上升到空中后形成苍茫的天宇;浊阴,指沉浊的阴气,能够凝聚成有形的物体,构成五彩缤纷的大地。由此可见,《黄帝内经素问》认为,“气”是宇宙中不断运动且无形可

见的极精微物质,是宇宙万物的共同构成本原,包括阳气和阴气两大类。

2. 天气、地气

《素问·阴阳应象大论》云:"故天有精,地有形,天有八纪,地有五里,故能为万物之父母。"精,指清轻之气。《春秋繁露·通国身》云:"气之清者为精。"所谓八纪,《太素》注:"天有八风之纪,纪生万物。"王冰注:"八纪,谓八节之纪。"八节,即立春、立夏、立秋、立冬、春分、秋分、夏至、冬至八个主要节气;五理,即五行之理,《太素》注:"地有五行之理,理成万物。"八纪、五理中包含着阴阳的不同属性,反映出天地之气的对应关系。虽然天上阳精之气和地上有形之物属性截然不同,但是二者在特定的天时和地理条件下结合起来,宇宙万物才得以生成。

《素问·阴阳应象大论》云:"天有四时五行,以生长收藏,以生寒暑燥湿风。"自然界有四时五行的变化,促成了万物的生长收藏的过程,并产生了寒暑燥湿风的气候。天气,具体指六气,即寒、暑、燥、湿、风等自然气候状态,而地气指地表蒸发的水气。地气与天气相交,形成了各种自然现象。又云:"地气上为云,天气下为雨;雨出地气,云出天气。"地面上的水气,因天空阳气的蒸发而上腾为云,故称"云出天气";云在天气的作用下成为雨,但它还是地面水气上升之后进一步演变而来,故曰"雨出地气"。《素问·六微旨大论》亦云:"天气下降,气流于地;地气上升,气腾于天。故高下相召,升降相因,而变作矣。"天气下降,其气乃流荡于地;地气上升,其气乃蒸腾于天。天地上下,阴阳之气,相互感召,气之升降,互为因果,是气象变化的根本。

《素问·宝命全形论》有具体论述:"天地合气,别为九野,分为四时,月有小大,日有短长,万物并至,不可胜量。"九野,即天之九方,四时,即四季。无论日行长短,月之圆缺,还是世间万物的变化,都离不开天地之气的作用,都是由天地之气和合而成。

在对天气、地气的认知过程中,中医学对气有了更为深刻的理解:气乃万物之宗,是构成自然界的基本元素,上面对天气与地气的各种解释就是中医学对气在自然域里的根本认识。

3. 人气

《素问·宝命全形论》云:"夫人生于地,悬命于天,天地合气,命之曰人。"人成形于地,而命赋于天,地气和天气结合起来才能有人的生命活动。又云:"人以天地之气生,四时之法成。"人依靠天气之大气和水谷精气而生存,并随着四时温凉寒暑、生长收藏的规律而生活着。

在对自然的长期观察中,古人逐渐认识了天气和地气,也逐渐地形成了对人的认知。天地之气是万物生成的本原,正是在天地之气的孕育和滋养中,人气才得以形成。因此,人与世间万物都是天地之气的产物,故此处将人气归属于自然之气的范畴之中。

(二) 人体之气

《黄帝内经素问》的人体之气主要表现为先天之气、五脏之气、经络之气和营卫之气。

1. 先天之气、后天之气

先天之气源于先天之精。先天之精禀受于父母,是人类得以繁衍生息的精微物质。后天之气由后天之精化生。后天之精,包括从自然界清气、水谷精微,以及脏腑之气化生的精微物质。先天之气与后天之气相互相合,而成人身之气,藏于肾脏而成肾精。肾精化为肾气,主生殖、生长和发育。

《素问·上古天真论》云:"女子七岁,肾气盛,齿更发长……三七肾气平均,故真牙生而长极……丈夫八岁,肾气实,发长齿更……二八肾气盛,天癸至,精气溢泻,阴阳和,故能有子;三八肾气平均,筋骨劲强,故真牙生而长极……五八,肾气衰,发堕齿槁。"这段话详细说明了先天的"肾气"对人体生长、发育和生殖的重要作用,以及对整个生命功能盛衰的决定性影响。

《素问·上古天真论》云:"真气从之,精神内守,病安从来。"真气顺畅而不丧失,精神守持于内而不外驰,这样疾病就不会发生。此句中的真气即是元气,是生命之气的根本,由先天之气与后天之气和合而成,决定着生命的发生与发展过程。中医学认为,元气是由先天之气和后天之气及自然界清气结合而成,是维持人体生命活动的基本物质与原动力。

《素问·脏气法时论》云:"五谷为养,五果为助,五畜为益,五菜为充。气味合而服之,以补精益气。"五谷可以用来充养五脏之气,五果用以营养人体,五畜用以补益五脏,五菜用以充养脏腑。这五类食物,各有不同气味,对脏腑发挥着补益作用。句中的"气"指后天之气,即饮食水谷化生的精微物质。后天之气可以从五谷、五果、五畜、五菜等得到多方面的滋养。

2. 五脏之气

《素问·阴阳应象大论》云:"天气通于肺,地气通于嗌,风气通于肝,雷气通于心,谷气通于脾,雨气通于肾。"天气、地气、风气、雷气、谷气、雨气分别与肺、咽、肝、心、脾、肾相通应。由此可见,人与天地自然存在着广泛的联系,具体表现为五脏能够与各种自然之气相通应,从而保证五脏之气得以化生。

《素问·六节藏象论》云:"天食人以五气,地食人以五味。五气入鼻,藏于心肺,上使五色修明,音声能彰;五味入口,藏于肠胃,味有所藏,以养五气,气和而生,津液相成,神乃自生。"天供给人们生命所必需的五气,而地供给人以五味。五气由鼻吸入,贮藏于心肺,其气上升,使面部五色明润,声音洪亮。五味入于口中,贮藏于肠胃,经消化吸收,五味精微内注五脏以养五脏之气。脏气和谐而保有生化功能,津液随之生成,神气也就在此基础上产生。由此可见,五脏之气与天气、地气有着密切联系。天气和地气向人体供养五气和五味,影响人的面色、声音和气血津液,决定着五脏之气、津液和神气的顺利生成。

《素问·阴阳应象大论》云:"人有五脏化五气,以生喜怒悲忧恐。"五气,《类经》注:"五气者,五脏之气也。"人体有五脏,能够化生各自的脏气,从而产生了喜、怒、悲、忧、恐五种情志。由此可见,五脏之气不仅直接影响到人的面色、声音和气血津液,还会影响到人的情志变化。

五脏之气又可以细分为肝气、心气、脾气、肺气和肾气。《素问·生气通天论》云:"是故味过于酸,肝气以津,脾气乃绝。味过于咸,大骨气劳,短肌,心气抑。味过于甘,心气喘满,色黑,肾气不衡。味过于苦,脾气不濡,胃气乃厚。味过于辛,筋脉沮弛,精神乃央。"《素问·方盛衰论》云:"是以肺气虚,则使人梦见白物,见人斩血藉藉,得其时则梦见兵战。肾气虚,则使人梦见舟舩溺人,得其时则梦伏水中,若有畏恐。肝气虚,则梦见菌香生草,得其时则梦伏树下不敢起。心气虚,则梦救火阳物,得其时则梦燔灼。脾气虚,则梦饮食不足,得其时则梦筑垣盖屋。"以上两段文字分别提到五脏之气的生理病理表现,包括肝气、脾气、心气、肾气与肺气。五脏之气既是人体生命活动正常进行的精微物质,又表现为五脏的功能活动。因此,在五脏之气里,气是物质与功能的辩证统一。这也正是中医学里气的玄妙之处。

3. 经络之气

五脏之间、五脏与其他组织器官之间依靠经络来连接。气不仅储藏于脏腑之中,而且还在经络之中运行,成为经络之气。对于经络之气,《黄帝内经素问》也有很多例证。

《素问·脉要精微论》云:"夫脉者,血之府也。长则气治,短则气病,数则烦心,大则病进,上盛则气高,下盛则气胀,代则气衰,细则气少,涩则心痛。"本句介绍脉诊的各种脉象,指出不同脉象的经气的运行情况,如长脉为气血流畅和平,短脉为气不足,大脉为邪气方张,代脉为元气衰弱,细脉为正气衰少,涩脉为血少气滞等。

《素问·经脉别论》云:"脉气流经,经气归于肺,肺朝百脉,输精于皮毛。"张景岳注:"经脉流通,必由于气,气主于肺,故为百脉之朝会。"张志聪注:"百脉之经气,总归于大经,经气归于肺,是以百脉之气,皆朝会于肺也。"血气流行在经脉之中,而到达于肺,肺又将血气输送到全身百脉中去,最后把精气输送到皮毛。

《素问·通评虚实论》云:"络气不足,经气有余者,脉口热而尺寒也。"此处谈论经络之气的虚实。络气不足,经气有余,则寸口脉滑尺肤寒冷。

以上各句中的各种气都是指经络中运行的气。经络之气不仅表现为各种物态,还表现出它们的走向与功能。

4. 营卫之气

《素问·痹论》云:"荣者,水谷之精气也,和调于五脏,洒陈于六腑,乃能入于脉也。故循脉上下,贯五脏,络六腑也。卫者,水谷之悍气也,其气慓疾滑利,不能入于脉也,故循皮肤之中,分肉之间,熏于肓膜,散于胸腹。"荣,通营,荣气即营气。悍气,《类经》注:"卫气者,阳气也,阳气之至,浮盛而疾,故曰悍气。"悍,盛疾滑利之谓。营气是水谷化生的精气,能够调和营养于五脏,散布精气于六腑,乃能行于经脉之中。所以循着经脉上下运行,联络五脏六腑,发挥濡养全身的功能。卫气是水谷所化的悍气,其气急疾滑利,不能入于脉中。所以循行于皮肤之中,腠理之间,熏蒸于肓膜,散布于胸腹之间。这段文字既介绍营卫的物质形态(精气和悍气)以及所处的位置(血脉内外),而且详细地说明了营卫的运行规律与功能特点。

《素问·离合真邪论》云:"以从为逆,荣卫散乱,真气已失,邪独内著,绝人长命,予人天殃。"把顺证当成逆证,反而会使营卫之气败乱,真气散失,邪气独留而不去,导致病人断送性命,给患者造成祸殃。由此可见,不知邪正虚实的庸医,必将断送病人的性命。

第四节 藏 象 学 说

一、隐喻建构藏象基本概念

"藏象"最早出现在《素问·六节藏象论》:"帝曰:藏象何如? 岐伯曰:心者,生之本,神之变也;其华在面,其充在血脉,为阳中之太阳,通于夏气。"所谓藏象,指"藏于内而象于外",正如张介宾《类经·藏象论》所云:"象,形象也,藏居于内,形见于外,故曰藏象。"《黄帝内经素问》对藏象的描述,不但涉及脏腑的生理活动,还涉及与生理活动相联系的心理活动、形体官窍、自然环境因素等。

"藏",指藏于人体内的脏腑,包括五脏、六腑和奇恒之腑。由于五脏是人体最重要的脏腑器官,因此,"藏"实际上是指以五脏为中心的五个生理病理系统。"象"则相当于隐喻学中的相似性,具体而言,是指脏腑与自然界或社会中的事物或现象之间的相似性,即这五个系统的外在表现。其含义包括两个方面:一是指人体表现于外的生理病理征象,如"脾病者,身重善肌、肉痿,足不收行,善瘈,脚下痛"(《素问·脏气法时论》);二是指内在的五个系统与自然环境中的事物与现象通过类比获得的比象,如心气通于夏,"南方赤色,入通于心"(《素问·金匮真言论》)。

通过观察人体的外在征象,中医学得以认知内在脏腑的生理病理状况。由于任何表象都以一定的内在形态为基础,因此自然界变化与内脏的功能活动也存在一定的联系。通过隐喻的方法,可以使自然界或社会中与脏腑具有相似性的事物或现象的一部分意义投射到该脏腑之上,从而形成脏腑的特性。"藏象"实现了形与象的有机结合,充分反映出中医学对人体生理病理活动的认知方法。

古人对生活实践的长期观察为藏象学说的形成提供了重要基础。由于古代解剖学知识有限,很难准确解释人体复杂的生理病理现象,因此古人采用取象比类的隐喻思维方法来认识人体脏腑。在长期的生活实践中,古人细致地观察人体的生命活动,分析人体对外界刺激作出的各种反应,从而不断加深对人体生理、病理规律的认识。比如古人通过观察发现,人在快乐时会感到心胸舒畅,悲痛时就会伤心欲绝,发怒时会怒发冲冠,思虑过度则会不欲饮食,经过推理,得出"五志分属五脏"的结论。

古代的各种哲学思想不断地渗透到中医学中,对中医学的发展产生了重要的影响,同时对藏象理论的形成也起到了巨大的促进作用。

古代哲学中的精气学说在很大程度上促进了中医学脏腑精气理论的形成。精气学说认为,精为宇宙万物的本原。这一思想对中医学产生了重要启示,从而建立起"精为脏腑形体官窍生成之源"的中医学理论。精气学说认为,气无形而运行不息。这帮助中医学认识到,脏腑之气不断运动,可以推动和调控其生理功能,维持各脏腑之间的协调。

阴阳学说也对中医学产生了很大影响,用于说明人体的部位、功能等。在藏象学说中,脏腑、气血、精气等均可以分阴阳。

五行学说渗透到中医学中,推动了五行藏象体系的最终建立。这一体系是古代医家基于五行学说,综合运用取象比类、推演络绎等方法建立起来的以五脏为中心的整体模式。该模式根据功能将人体的脏腑组织分成五大系统,每个系统都以五脏为核心,与人体的六腑、五官、五志等建立联系,体现出人体功能的统一、形神的统一。与此同时,该模式还将人体内部的五大系统与自然界中的五方、五时、五色等建立联系,体现出人与自然的统一。五行藏象体系的建立,促使脏腑概念逐渐实现由形态学实体向功能态模型的演变。

总之,藏象学说是古代医家在长期的生活、医疗实践中,以古代解剖知识为基础,运用整体观察、取象比类等方法,观察脏腑反映于外的各种征象,经过不断的概括、抽象、推理,逐渐归纳而成。换句话说,藏象理论是古人在客观所见与主观推理相结合的基础上构建起来的理论体系。在这一构建过程中,隐喻的思维方式起到了非常重要的推动作用。

二、隐喻建构脏腑特性

《素问·灵兰秘典论》云:"心者,君主之官也,神明出焉。肺者,相傅之官,治节出焉。肝者,将军之官,谋虑出焉。胆者,中正之官,决断出焉。膻中者,臣使之官,喜乐出焉。脾胃者,仓廪之官,五味出焉。大肠者,传道之官,变化出焉。小肠者,受盛之官,化物出焉。肾者,作强之官,伎巧出焉。三焦者,决渎之官,水道出焉。膀胱者,州都之官,津液藏焉,气化则能出矣……故主明则下安,以此养生则寿,殁世不殆,以为天下则大昌。主不明则十二官危,使道闭塞而不通,形乃大伤,以此养生则殃,以为天下者,其宗大危,戒之戒之!"这段话中连续使用了多个隐喻,说明五脏六腑的特性、功能以及重要程度,是《黄帝内经素问》隐喻思维方式的集中体现。

(一)心——君主之官

这是一个十分典型的隐喻,心被隐喻成君主之官。君主是一国之首,主宰和控制着国家的一切。中医学认为,心是五脏六腑中最为重要的脏器,既能够统摄五脏六腑,又能配合其他脏腑的功能活动,对人的生命活动至关重要。另一方面,五脏六腑都要保护心,使其免受外界的干扰。因此,如果把人体看作国家的话,则理所当然是至高无上的"国王",是"君主之官"。

"神明出焉"说明心能够调控人的精神意识思维活动,而君主同样也具有控制国家的言论或思想的权力,因此这一说法也是通过隐喻类比而来。不过,这只是部分意义的投射,因为君主不仅控制精神和意识活动,还控制着所有的物质,即所谓"普天之下,莫非王土;率土之滨,莫非王臣"。而心具有主血脉的生理功能,可以向全身输送营养物质,二者在这一功能上具有很大的相似性,因此也是一个隐喻。

心在五行属火,为阳中之阳,故称为阳脏,又称为火脏。心的跳动与火苗的飞舞相类,而且血又是红色的,因此心属火,与夏气相通应。这同样也是一种隐喻。

(二)肺——相傅之官

《类经》注:"肺与心皆居膈上,位高近君,犹之宰辅,故称相傅之官。肺主气,气调则营卫脏腑无所不治,故曰治节出焉。"王冰注:"位高非君,故官为相傅。主行荣卫,故治节由之。"[17]这个隐喻首先可以从肺与心的相对位置来看。从解剖学角度来看,肺居心之上,好似宰相一职,辅佐君主,在君主和文武百官进行沟通和交流,这与"肺朝百脉"(主管全身脉运行)的功能如出一辙,故为"相傅之官"。相傅是同义反复,都是辅佐之意。

"治节出焉",可以理解为帮助君主治理国家,调节与文武百官的关系。肺的这一功能主要表现在两方面:一是治理调节呼吸运动,调理全身气机。《素问·阴阳应象大论》云:"天气通于肺。"《素问·六节藏象论》云:"肺者,气之本。"《素问·五脏生成》亦云:"诸气者,皆属于肺。"二是调节血液的运行和津液代谢。《素问·经脉别论》云:"饮食入胃,游溢精气,上输于脾,脾气散精,上归于肺,通调水道,下输膀胱。""通调水道"的功能实际上也能够包含"朝百

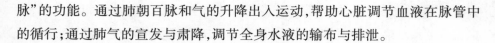

脉"的功能。通过肺朝百脉和气的升降出入运动，帮助心脏调节血液在脉管中的循行；通过肺气的宣发与肃降，调节全身水液的输布与排泄。

（三）肝——将军之官

王冰注："勇而能断，故曰将军。潜发未萌，故谋虑出焉。"[17] 吴昆注："肝气急而志怒，故为将军之官。"[18] 通过以上注释可以看出，"将军之官，谋虑出焉"具有两种不甚一致的解释：一是指将军必须智勇双全，否则，有勇无谋，只会成为一介武夫；二是性格暴躁便容易发怒，而发怒本身就是对强烈情绪的一种发泄，但是怒火中烧肯定会对作出的决断产生影响。对于第二种解释，后人提取出"肝主疏泄"的生理功能，如《格致余论·阳有余阴不足论》云："司闭藏者肾也，司疏泄者肝也。"[19]

"谋虑出焉"，通常来说，这是胆所具有的功能。胆附于肝之上，故有"肝胆相照"之说。在经络中，足少阳胆经与足厥阴肝经相互属络，互为表里。《素问·奇病论》云："夫肝者中之将也，取决于胆。"这一论述可以与"胆者，中正之官，决断出焉"这个隐喻句作为互文来解释。肝胆相合，气性相通，故曰谋略取决于胆。

（四）胆——中正之官

王冰注："刚正果决，故官为中正；直而不疑，故决断出焉。"[17] 胆主决断，在精神意识思维活动中，发挥判断、决定的功能。胆能够防御和消除精神刺激导致的不良影响，维持和控制精气血津液的正常运行和代谢，使脏腑之间保持协调关系。故被称为中正之官。

（五）膻中——臣使之官

吴昆注："膻中气化，则阳气舒而令人喜乐；气不化，则阳气不舒而令人悲愁，是为喜乐之所以从出也。"[18] 五脏六腑之中并无膻中，故通常认为是心包。心包既对心脏具有保护功能，又会接受和执行心脏的命令，就像君主身边忠实的臣使，可代君受罚，苦其所苦，亦可传布心志之喜，乐其所乐。故被称为臣使之官。

（六）脾胃——仓廪之官

此处将脾胃并称，原因有二：第一，从位置上来看，脾胃同居中焦，《素问·

太阴阳明论》云："脾与胃以膜相连。"足阳明胃经与足太阴脾经相互属络,构成表里关系。第二,从功能上来看,脾胃都具有主运化的功能,而这一功能正是从"脾胃者,仓廪之官"这个隐喻推导而来。

对于"仓廪之官",王冰注："包容五谷,是谓仓廪之官。"[17]马莳在《黄帝内经素问注证发微》中云："脾胃属土,纳受运化,乃仓廪之官。"[20]"谷藏曰仓,米藏曰廪",仓廪之官负责掌管粮食,而脾胃的主要功能为消化与吸收五谷杂粮、蔬菜瓜果等,二者功能相似,因此可以构成隐喻。

不过,脾胃在功能上也有一定的区别。《素问·经脉别论》云："饮入于胃,游溢精气,上输于脾。脾气散精,上归于肺,通调水道,下输膀胱。水精四布,五经并行。"《素问·厥论》亦云："脾主为胃行其津液者也。"由这些论述可以看出,脾胃的生理功能的确有所不同,脾主运化食物和水湿,而胃主受纳和腐熟水谷。

（七）大肠——传道之官

王冰注："传道,谓传不洁之道。变化,谓变化物之形。"[17]大肠居腹中,是一个管腔性器官,呈回环迭积之状,主传化糟粕。大肠接受小肠下传的食物残渣,吸收浊中之清,其余的形成粪便。在大肠之气的作用下,将粪便传送至大肠末端,并排出体外,故被称为传道之官。

（八）小肠——受盛之官

王冰注："承奉胃司,受盛糟粕,受已复化,传入大肠,故云受盛之官,化物出焉。"[17]《类经·藏象类》注："小肠居胃之下,受盛胃中水谷而分清浊,水液由此而渗于前,糟粕由此而归于后,脾气化而上升,小肠化而下降,故曰化物出焉。"[21]小肠受盛化物的功能表现在两个方面:一是指小肠受纳由胃腑下传的食糜,具有受盛作用,故被称为"受盛之官";二是指食糜必须在小肠内停留一定时间,由脾气和小肠对其进一步消化,并化为精微和糟粕两部分,即"化物出焉"。

（九）肾——作强之官

高士宗注："肾藏精,男女媾精,鼓气鼓力,故肾者犹作强之官,造化生人,伎巧由之出焉。"[22]吴崑注："作强,作用强力也。伎,多能也。巧,精巧也。"[18]作强,即运用强力之意。伎巧,言人的智巧能力,既包括先天本能,又包括后天之技艺,此处尤指生殖功能。《素问·金匮真言论》解释了精的本质,"夫精

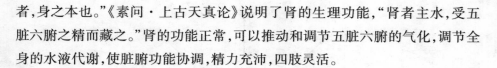

者,身之本也。"《素问·上古天真论》说明了肾的生理功能,"肾者主水,受五脏六腑之精而藏之。"肾的功能正常,可以推动和调节五脏六腑的气化,调节全身的水液代谢,使脏腑功能协调,精力充沛,四肢灵活。

(十)三焦——决渎之官

王冰注:"引导阴阳,开通闭塞,故官司决渎,水道出焉。"[17]《类经》注:"决,通也;渎,水道也。上焦不治则水泛高原,中焦不治则水留中脘,下焦不治则水乱二便。三焦气治,则脉络通而水道利,故曰决渎之官。"[21]三焦居于胃肠道与膀胱之间,引导肠胃中的水液渗入膀胱,是水液下输膀胱的通道。三焦水道通畅,胃肠中的水液就可以顺利渗入膀胱,成为尿液生成之源。将三焦隐喻成"决渎之官",形象地说明了三焦疏通人体水道,运行水液的重要生理功能。

(十一)膀胱——州都之官

张景岳注:"膀胱位居最下,三焦水液所归,是同都会之地,故曰州都之官。"[23]膀胱位于下腹部,居肾之下,大肠之前,是一个中空的囊状器官,为人体水液汇聚之所,具有贮存和排泄尿液的生理功能,因此被称为"州都之官"。

综上所述,《黄帝内经素问》把心隐喻为"君主",能够统率人体的一切生命活动,心之下由肺、肝、胆、膻中、脾胃、大肠、小肠、肾、三焦、膀胱组成。这些脏腑器官分别像相傅、将军、中正、臣使、仓廪、传导、受盛、作强、决渎、州都官员一样发挥着不同的生理功能。这些隐喻反映了中医藏象学说的精髓,生动形象地解释了人体五脏六腑复杂的生理功能、病理变化规律及相互关系。

第五节 战争隐喻

一、战争隐喻的构建

在谈论疾病时,医患双方都会自觉或不自觉地使用一些与战争相关的隐喻,例如:瘟疫爆发、病菌侵入体内、痛风发作、身体防线、对抗疾病,根除疾病等。隐喻是一种基本的认知模型,是从源域向目标域的结构映射[24]。"治疗疾病就是一场战争"是一个非常典型的结构隐喻。在这里,目标域是疾病、药物和治疗,而源域则是战争。

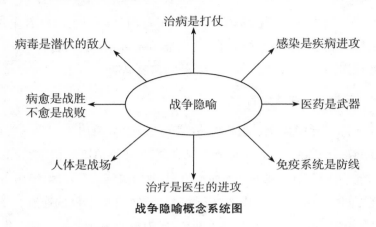

战争隐喻概念系统图

战争的内在结构极为丰富,包括多种要素,如战场、参战人员、武器、战斗攻防、战争结果的输赢等。战争隐喻反映了一系列的对应关系:战争对应疾病,战场对应人体,敌人对应疾病或病菌等,武器对应医药,防御系统对应免疫系统,病愈对应战胜,不愈对应战败等。这些概念隐喻之间并不是孤立的,而是"构建起一个协调一致的隐喻概念体系及一个相应的协调一致的隐喻表达体系[25]"。在同一个系统中的隐喻,其本体或喻体的结点可以激活各自所在的系统,并且使两个子系统中的许多概念结点处于激活状态。这样自然便能激活一系列的隐喻[26]。这些隐喻连通的结点分别在两个概念子系统中——治病和进行战争。如果一个隐喻得到激活,那么它所连接的本体结点和喻体结点就可以激活各自所在的子系统,从而激活同一系统中的其他隐喻。

在《黄帝内经素问》成书时期,科技水平落后,古人无法借助先进的科学仪器来分析病因病机,但是在"援物比类""近取诸身,远取诸物"的隐喻思想的指导下,他们在长期观察周围世界和人体生命活动的基础上,充分利用当时已有的知识分析病因病机,总结出相对系统的疾病治疗方法。战国时期,群雄争霸,战乱纷争。战争决定各诸侯国的存亡,自然也会成为人们讨论的热门话题。认识到疾病与战争具有一定的相似性,古人自然会利用比较熟悉的战争概念体系来帮助说明和解释抽象而复杂的疾病过程。《黄帝内经素问》借助战争隐喻说明和解释疾病的产生、防治以及结果等,如《素问·脉要精微论》云"得守者生,失守者死",《素问·脏气法时论》云"毒药攻邪",还运用了大量与战争相关的词汇,如攻、争、守、胜、得、失、亡等,很好地体现了中医的语言特色,也体现了中国的文化特色。

　　疾病和战争虽然分属不同的领域,但是由于人们在长期的生活实践中发现了二者的相似性,于是运用与源域"战争"相关的词汇来谈论目标域"疾病"。这样既容易为人接受,又可以提高人们对疾病的警惕。之所以把治疗疾病隐喻为一场战争,原因在于病人对于战争和疾病获得的体验是基本相同的。人体是疾病发生、发展、变化的场所。疾病所涉及的战争双方分别是各种致病因素(邪气)和机体抵抗病邪的能力(正气)。邪气是六淫(风、寒、暑、湿、燥、火)、七情、饮食、劳倦等各种致病因素的总称;而正气则是维持人体生命的基本物质及脏腑、经络功能所产生的抗病能力、调控能力等的总称。《素问·刺法论》云:"正气存内,邪不可干。"《素问·评热病论》亦云:"邪之所凑,其气必虚。"在生理状态下,机体正气充盛,致病因素无法侵犯机体。在病理状态下,如果正气充盛,邪气较弱,正气就会迫其消退,疾病得以缓解或消除,机体恢复健康;如果正气不足,邪气充盛,邪气则会乘虚而入,侵袭入里,疾病就会恶化而预后不良,甚至导致死亡;如果正邪双方都比较强盛,二者就会展开激烈的斗争,机体就会表现为急性疾病;如果正邪双方都很虚弱,疾病的发展较为缓慢,会逐渐发展成虚弱消耗的慢性疾病。疾病会引起各种复杂反应,表现为变化多端的症状,正邪之间不断地出现盛衰消长变化,最终会影响到疾病的发展与转归。治愈疾病就是正气战胜邪气,机体恢复健康。

　　《黄帝内经素问》把许多原本用于描述战争的词汇跨域运用到与疾病相关的语言中,这样就将疾病与战争的诸多相似性联系起来,使抽象而复杂的疾病过程具备了战争的某些特征,从而可以更好地理解和阐释疾病。疾病与战争之间的隐喻映射可以用下表进行概括。

疾病与战争的隐喻映射表

	战争	疾病
概念域	源域(熟悉、具体的事物)	目标域(陌生、抽象的事物)
地点	战场	人体
交战双方	敌方和我方	邪气和正气
目标	消灭敌方,战争胜利	祛除病邪,恢复健康
发动	敌方侵犯我方阵地	病邪侵入机体
工具	武器	医药
防守	我方抵御守卫阵地	机体抵抗病邪
类型	速胜战/持久战	急性病/慢性病
结果	战胜/战败	病愈/病故

二、《黄帝内经素问》中的战争隐喻

《黄帝内经素问》中普遍运用隐喻的思维方式,以"治疗疾病就是一场战争"这一结构隐喻为基础,阐释复杂而抽象的疾病过程,探讨致病因素的特性和致病特点,说明各种病理变化及病机之间的联系,从而揭示疾病的发生、发展、演变及转归的机制。围绕"治疗疾病就是一场战争"这个概念隐喻,《黄帝内经素问》中出现了一系列的语言表达。

(一) 致病因素的性质:贼、客、邪

"贼"本义是指抢劫、偷窃财物的人,也指作乱叛国危害国家的人。如《汉书·赵尹韩张两王传》:"使长安丞龚奢叩堂户晓贼。"《童区寄传》云:"贼二人得我,我幸皆杀之矣。"《史记·商君列传》云:"商君,秦之贼。秦强而贼入魏,弗归,不可。"《资治通鉴》云:"其实汉贼也。"

《黄帝内经素问》中将引起人体疾病的不正常气候因素(风、温热等)隐喻为"贼",因为外感致病因素与"贼"具有一定的相似性,常在不经意间偷偷侵袭、攻击、伤害人体。下面是《黄帝内经素问》中出现的与"贼"相关的战争隐喻。《素问·上古天真论》云:"夫上古圣人之教下也,皆谓之,虚邪贼风,避之有时。"《素问·四气调神大论》云:"贼风数至,暴雨数起,天地四时不相保。"《素问·生气通天论》云:"苍天之气,清净则志意治,顺之则阳气固,虽有贼邪,弗能害也。"《素问·移精变气论》云:"贼风数至,虚邪朝夕,内至五脏骨髓,外伤空窍肌肤。"《素问·离合真邪论》云:"用实为虚,以邪为真,用针无义,反为气贼,夺人正气,以从为逆。"《素问·太阴阳明论》云:"故犯贼风虚邪者,阳受之。"《素问·刺要论》云:"浅深不得,反为大贼,内动五脏,后生大病。"《素问·六元正纪大论》云:"寒热内贼,其病益甚。"

"客"本义是"来宾、宾客",指外来的人,与"主"相对,常引申为外来的盗寇或敌人;作动词时,意思为"寄居,旅居,住在异国他乡。"《广韵》云:"客,宾客。"《礼记·曲礼》云:"主人敬客,则先拜客。"《战国策·齐策》云:"客之美我者,欲有求于我也。"东汉许慎《说文解字》云:"如客,寄也。"唐·李朝威《柳毅传》云:"念乡人有客于泾阳者。"

《黄帝内经素问》中将引起人体患病的外部因素隐喻为"客",有时还将"客"用作动词,为作客、寄居之意,用以说明风寒邪气能够侵犯且寄居人体而

致病。下面是《黄帝内经素问》中出现的与"客"相关的战争隐喻。《素问·生气通天论》云："风客淫气,精乃亡,邪伤肝也。"《素问·五脏生成》云："此皆卫气之所留止,邪气之所客也,针石缘而去之。"《素问·玉机真脏论》云："今风寒客于人,使人毫毛毕直,皮肤闭而为热。"《素问·脏气法时论》云："夫邪气之客于身也,以胜相加,至其所生而愈,至其所不胜而甚。"《素问·离合真邪论》云："夫邪之入于脉也,寒则血凝泣,暑则气淖泽,虚邪因而入客。"又云:"此邪新客,溶溶未有定处也。"又云:"邪之新客来也,未有定处。"《素问·阳明脉解》云:"阳明主肉,其脉血气盛,邪客之则热,热甚则恶火。"《素问·逆调论》云:"夫不得卧,卧则喘者,是水气之客也。"《素问·疟论》云:"邪气客于风府,循膂而下,卫气一日一夜大会于风府,其明日日下一节,故其作也晏,此先客于脊背也。"又云:"此邪气客于头项,循膂而下者也。"又云:"其间日者,邪气与卫气客于六腑。"《素问·气厥论》云:"涌水者,按腹不坚,水气客于大肠,疾行则鸣濯濯,如囊裹浆,水之病也。"《素问·咳论》云:"肺寒则外内合邪,因而客之,则为肺咳。"《素问·举痛论》云:"泣而不行,客于脉外则血少,客于脉中则气不通,故卒然而痛。"又云:"寒气客于脉外则脉寒,脉寒则缩蜷。"又云:"寒气客于经脉之中,与炅气相薄则脉满。"《素问·风论》云:"风寒客于脉而不去,名曰疠风,或名曰寒热。"《素问·痹论》云:"凡痹之客五脏者,肺痹者,烦满喘而呕。"《素问·脉解》云:"上则邪客于脏腑间,故为水也。"《素问·皮部论》云:"络盛则入客于经,阳主外,阴主内。"又云:"邪中之则腠理开,开则入客于络脉,留而不去,传入于经。"《素问·水热穴论》云:"内不得入于脏腑,外不得越于皮肤,客于玄府,行于皮里。"又云:"凡五十七穴者,皆脏之阴络,水之所客也。"《素问·调经论》云:"血气未并,五脏安定,邪客于形,洒淅起于毫毛,未入于经络也。"又云:"风雨之伤人也,先客于皮肤,传入于孙脉。"又云:"血气与邪并客于分腠之间,其脉坚大,故曰实。"《素问·缪刺论》云:"夫邪之客于形也,必先舍于皮毛。"又云:"今邪客于皮毛,入舍于孙络,留而不去。"《素问·六元正纪大论》云:"所谓主气不足,客气胜也。"《素问·至真要大论》云:"少阳之胜,热客于胃,烦心心痛,目赤欲呕。"又云:"厥阴司天,客胜则耳鸣掉眩,甚则咳。"《素问·阴阳类论》云:"阴气客游于心脘,下空窍堤,闭塞不通,四支别离。"

"邪"本义是指品行不正的人,作形容词时,意思为"不正当,不正派"。如《书·大禹谟》云:"任贤勿二,去邪勿疑。"《史记·屈原贾生列传》云:"邪曲之害公。"《礼记·祭义》："虽有奇邪而不治者。"《汉书·元帝纪》云："是以邪氛岁增。"

在《黄帝内经素问》中,"邪"与人体正气相对而言,隐喻各种致病因素及其病理损害。该词在《黄帝内经素问》中的出现频率非常高,如虚邪、淫邪、邪气、贼邪、邪风、阴邪、阳邪等。再如,《素问·生气通天论》云："如是则内外调和,邪不能害,耳目聪明,气立如故。"《素问·金匮真言论》云："八风发邪,以为经风,触五脏,邪气发病。"《素问·六节藏象论》云："失时反候,五治不分,邪僻内生,工不能禁也。"《素问·异法方宜论》云："故邪不能伤其形体,其病生于内,其治宜毒药。"《素问·移精变气论》云："此恬淡之世,邪不能深入也。"《素问·三部九候论》云："故人有三部,部有三候,以决死生,以处百病,以调虚实,而除邪疾。"《素问·八正神明论》云："阴阳相错,真邪不别,沉以留止,外虚内乱,淫邪乃起。"又云："莫知其情而见邪形也。"《素问·离合真邪论》云："夫邪之入于脉也,寒则血凝泣,暑则气淖泽,虚邪因而入客。"又云："大则邪至,小则平。"又云："静以久留,无令邪布。"又云："夫邪去络入于经也,舍于血脉之中。"《素问·通评虚实论》云："邪气盛则实,精气夺则虚。"《素问·阳明脉解》云："阳明主肉,其脉血气盛,邪客之则热,热甚则恶火。"《素问·评热病论》云："巨阳主气,故先受邪。"《素问·疟论》云："故邪中于头项者,气至头项而病。"《素问·咳论》云："肺寒则外内合邪,因而客之。"《素问·痹论》云："故骨痹不已,复感于邪,内舍于肾。"《素问·刺要论》云："过之则内伤,不及则生外壅,壅则邪从之。"《素问·刺志论》云："谷入少而气多者,邪在胃及与肺也。"《素问·皮部论》云："邪之始入于皮也,泝然起毫毛,开腠理。"《素问·气穴论》云："邪溢气壅,脉热肉败,荣卫不行,必将为脓。"《素问·水热穴论》云："绝肤而病去者,邪居浅也。"《素问·调经论》云："血气未并,五脏安定,邪客于形,洒淅起于毫毛。"《素问·缪刺论》云："夫邪之客于形也,必先舍于皮毛。"等等。

(二) 致病因素侵袭方式:夺、犯、伤、扰

《黄帝内经素问》在描述内外致病因素侵袭、损伤人体时,以隐喻的方式大量使用战争进攻类的词汇,如"夺""犯""伤""伐""扰"等。

"夺"的本义是"抢,强取",或者"丧失,削除"。在《黄帝内经素问》中,"夺"的意思为"丧失,损耗""虚弱,衰败""削除,削弱",其主语多为抽象状态

的疾病或者邪气。《素问·玉版论要》云:"脉孤为消气。虚泄,为夺血。"《素问·脉要精微论》云:"言而微,终日乃复言者,此夺气也。"又云:"头者,精明之府,头倾视深,精神将夺矣。"又云:"征其脉小色不夺者,新病也。"《素问·经脉别论》云:"惊而夺精,汗出于心。"《素问·离合真邪论》云:"用针无义,反为气贼,夺人正气,以从为逆。"《素问·通评虚实论》云:"邪气盛则实,精气夺则虚。"《素问·大奇论》云:"脉至如火薪然,是心精之予夺也,草干而死。"《素问·脉解》云:"内夺而厥,则为瘖俳,此肾虚也。"又云:"所谓面黑如地色者,秋气内夺,故变于色也。"《素问·六元正纪大论》云:"木郁达之,火郁发之,土郁夺之,金郁泄之。"《素问·疏五过论》云:"病深者,以其外耗于卫,内夺于荣。"

"犯"的本义为"侵犯,伤害,损害",如《说文解字》云:"犯,侵也。"《国语》云:"水火之所犯,犹不可救,而况天乎?"《礼记·檀弓》云:"季子皋葬其妻,犯人之禾。""犯"也有"袭击"之意,如《资治通鉴》云:"王祖帅诸垒共救之,夜犯燕军,燕人逆击,走之。"在《黄帝内经素问》中,"犯"主要指致病邪气对机体的侵犯。如《素问·八正神明论》云:"八正之虚邪,而避之勿犯也。"《素问·太阴阳明论》云:"故犯贼风虚邪者,阳受之。"《素问·奇病论》云:"当有所犯大寒,内至骨髓。"《素问·气交变大论》云:"故时至有盛衰,凌犯有逆顺。"《素问·五常政大论》云:"审平之纪,收而不争,杀而无犯,五化宣明。"《素问·六元正纪大论》云:"热病生于上,清病生于下,寒热凌犯而争于中。"

"伤"为"傷"的简化字,本义为"创伤",篆文为人受箭伤之意,《说文解字》云:"伤,创也。"《荀子·正论》云:"则援剑戟而逐之,不避死伤。"作动词时,意为"损伤,伤害",如《国语·周语》云:"川壅而溃,伤人必多。"《史记·高祖本纪》云:"杀人者死,伤人及盗抵罪。"在《黄帝内经素问》中,"伤"主要作动词用,指外来致病因素对机体及五脏六腑的侵犯和伤害。《素问·四气调神大论》云:"逆之则伤肝,夏为寒变,奉长者少。"又云:"逆之则伤心,秋为痎疟,奉收者少,冬至重病。"《素问·生气通天论》云:"数犯此者,则邪气伤人,此寿命之本也。"又云:"有伤于筋,纵,其若不容,汗出偏沮,使人偏枯。"又云:"风客淫气,精乃亡,邪伤肝也。"又云:"因而强力,肾气乃伤,高骨乃坏。"又云:"是以春伤于风,邪气留连,乃为洞泄。夏伤于暑,秋为痎疟。秋伤于湿,上逆而咳,发为痿厥。冬伤于寒,春必温病。"《素问·阴阳应象大论》云:"味伤形,气伤精,精化为气,气伤于味。"又云:"寒伤形,热伤气。"又云:"故喜怒伤气,寒暑伤形。暴怒伤阴,暴喜伤阳。"又云:"冬伤于寒,春必温病;春伤于风,夏生飧泄;夏伤于暑,秋必痎疟;秋伤于湿,冬生咳嗽。"又云:"怒伤肝,悲胜怒;风伤肝,燥胜风;酸伤筋,辛胜酸。"又云:"喜伤心,恐胜喜;热伤气,寒胜热;苦伤气,咸胜苦。"又云:"思伤脾,怒胜思;湿伤肉,风胜湿;甘伤肉,酸胜甘。"又云:"忧伤肺,喜胜忧;热伤皮毛,寒胜热;辛伤皮毛,苦胜辛。"又云:"恐伤肾,思胜恐;寒伤血,燥胜寒;咸伤血,甘胜咸。"《素问·五脏生成》云:"此五味之所伤也。"《素问·异法方宜论》云:"其民不衣而褐荐,其民华食而脂肥,故邪不能伤其形体。"《素问·移精变气论》云:"贼风数至,虚邪朝夕,内至五脏骨髓,外伤空窍肌肤。"《素问·脉要精微论》云:"有故病五脏发动,因伤脉色。"《素问·经脉别论》云:"有所惊恐,喘出于肺,淫气伤心。"《素问·宣明五气》云:"五劳所伤:久视伤血,久卧伤气,久坐伤肉,久立伤骨,久行伤筋。"《素问·八正神明论》云:"两虚相感,其气至骨,入则伤五脏。"《素问·太阴阳明论》云:"故伤于风者,上先受之;伤于湿者,下先受之。"《素问·热论》云:"人之伤于寒也,则为病热,热虽甚不死。"《素问·评热病论》云:"不出则伤肺,伤肺则死也。"《素问·疟论》云:"此皆得之夏伤于暑,热气盛,藏于皮肤之内,肠胃之外,此荣气之所舍也。"又云:"夏伤于大暑,其汗大出,腠理开发。"又云:"先伤于寒而后伤于风,故先寒而后热也。"《素问·腹中论》云:"夫热气慓悍,药气亦然,二者相遇,恐内伤脾。"《素问·风论》云:"风之伤人也,或为寒热,或为热中。"又云:"以春甲乙伤于风者为肝风。"《素问·痹论》云:"饮食自倍,肠胃乃伤。"《素问·长刺节论》云:"病在肌肤,肌肤尽痛,名曰肌痹,伤于寒湿。"《素问·调经论》云:"风雨之伤人也,先客于皮肤,传入于孙脉。"《素问·五常政大论》云:"邪伤心也,凝惨凓冽。"《素问·著至教论》云:"病伤五脏,筋骨以消。"《素问·疏五过论》云:"暴乐暴苦,始乐后苦,皆伤精气,精气竭绝,形体毁沮。暴怒伤阴,暴喜伤阳,厥气上行,满脉去形。"

　　"扰"本义为"搅扰,扰乱"。《玉篇》云:"扰,扰乱也。"《史记·太史公自序》:"秦失其道,豪杰并扰。"引申为侵扰,侵犯。在《黄帝内经素问》中,"扰"主要作动词用,指致病因素对机体的侵扰。如《素问·生气通天论》云:"是故暮而收拒,无扰筋骨,无见雾露。"《素问·阴阳别论》云:"阴争于内,阳扰于外,魄汗未藏,四逆而起。"《素问·六元正纪大论》云:"天气正,地气扰,风乃暴举,木偃沙飞,炎火乃流。"又云:"木郁之发,太虚埃昏,云物以扰,大风乃至。"

（三）正气防御和抵抗方式：守、攻、卫

"守"本义为"官吏的职责，职守"，引申为保护、防卫之意。《说文解字》云："守，官守也。从门，寺府之事也。"《孟子·公孙丑下》云："我无官守，我无言责也。"在《黄帝内经素问》中，"守"主要指人体正气对致病因素的防御，从而起到保护机体的作用。在战争中，关口和要塞非常重要，因此需要固守；而对疾病治疗来说，经气出入的门户也是非常重要的关口，因此也需要进行特别保护。《素问·上古天真论》云："……真气从之，精神内守，病安从来。"又云："呼吸精气，独立守神，肌肉若一，故能寿敝天地。"《素问·阴阳应象大论》云："阴在内，阳之守也。"《素问·脉要精微论》云："五脏者，中之守也。"又云："得守者生，失守者死。"《素问·八正神明论》云："知其所在者，知诊三部九候之病脉处而治之，故曰守其门户焉。"《素问·五运行大论》云："不当其位者病，迭移其位者病，失守其位者危。"《素问·五常政大论》云："气温气热，治以温热，强其内守，必同其气。"又云："静以待时，谨守其气，无使倾移。"《素问·至真要大论》云："诸禁鼓栗，如丧神守，皆属于火。"《素问·示从容论》云："夫伤肺者，脾气不守，胃气不清，经气不为使。"《素问·疏五过论》云："五脏空虚，血气离守。"《素问·解精微论》云："冲阴则志去目，志去则神不守精。"又云："夫风之中目也，阳气内守于精。"

"攻"的主语是己方军队，宾语是敌方军队，如《左传·桓公五年》云："郑师合以攻之，王卒大败。"《史记·周本纪》云："秦昭王怒，使将军摎攻西周。"在《黄帝内经素问》中，就疾病治疗而言，"攻"的主语是医生，宾语是疾病，但是可以在动词之前指出所使用的工具。如《素问·移精变气论》云："粗工凶凶，以为可攻，故病未已，新病复起。"《素问·汤液醪醴论》云："必齐毒药攻其中，镵石针艾治其外也。"《素问·脏气法时论》云："毒药攻邪，五谷为养，五果为助，五畜为益，五菜为充。"《素问·离合真邪论》云："此攻邪也，疾出以去盛血，而复其真气。"又云："因不知合之四时五行，因加相胜，释邪攻正，绝人长命。"《素问·疟论》云："攻之奈何？早晏何如？"《素问·六元正纪大论》云："发表不远热，攻里不远寒。"《素问·至真要大论》云："结者散之，留者攻之，燥者濡之，急者缓之。"

"卫"，从行，从韦。"韦"意为"层叠"，"行"指"出行""道路"。故"卫"的本义为安全部队沿道路两侧警戒。《说文解字》云："卫，宿卫也。"《战国策·赵策》云："以卫王宫。"在《黄帝内经素问》中，"卫"字出现频率极高。"卫"可以作名词用,是卫气的简称,常出现卫气、营卫、荣卫等说法。如《素问·痹论》云:"卫者,水谷之悍气也。""卫"也可以作动词用,指卫气卫外的功能。如《素问·生气通天论》云:"故天运当以日光明,是故阳因而上卫外者也。"又云:"阳者,卫外而为固也。"

（四）正邪对抗方式:搏、争

"搏",从手,从尃,本义为"用武术套路对打"。《说文解字》云:"搏,索持也。"《广雅》云:"搏,击也。"后来引申为"搏斗",指徒手或用刀、棒等激烈地对打。在《黄帝内经素问》中,"搏"用来表达人体内部的正气与致病因素相互较量。如《素问·阴阳别论》云:"阴虚阳搏谓之崩。"又云:"三阴俱搏,二十日夜半死。二阴俱搏,十三日夕时死。一阴俱搏,十日死。三阳俱搏且鼓,三日死。三阴三阳俱搏,心腹满,发尽不得隐曲,五日死。二阳俱搏,其病温,死不治,不过十日死。"《素问·宣明五气》云:"邪入于阳则狂,邪入于阴则痹,搏阳则为巅疾,搏阴则为喑。"

"争",其文字形上为"爪"(手),下为"又"(手),中间表示某一物体,像两人争一样东西。本义为"争夺",后引申为"较量,抗衡"。《说文解字》云:"争,彼此竞引物也。"《墨子·公输》云:"争所有余。"在《黄帝内经素问》中,"争"用来表达人体内部的正气与致病因素之间的抗衡较量。如《素问·阴阳别论》云:"阴争于内,阳扰于外。"《素问·经脉别论》云:"一阳独啸,少阳厥也,阳并于上,四脉争张。"《素问·宝命全形论》云:"此皆绝皮伤肉,血气争黑。"《素问·评热病论》云:"今邪气交争于骨肉而得汗者,是邪却而精胜也。"《素问·疟论》云:"阴阳上下交争,虚实更作,阴阳相移也。"又云:"阴与阳争不得出,是以间日而作也。"《素问·厥论》云:"下气上争不能复,精气溢下,邪气因从之而上也。"《素问·脉解》云:"所谓强上引背者,阳气大上而争,故强上也。"又云:"而一阴气上,与阳始争,故胫肿而股不收也。"又云:"所谓病至则欲乘高而歌,弃衣而走者,阴阳复争,而外并于阳。"《素问·五常政大论》云:"审平之纪,收而不争,杀而无犯,五化宣明。"《素问·六元正纪大论》云:"四之气,风湿交争,风化为雨。"又云:"热病生于上,清病生于下,寒热凌犯而争于中。"又云:"四之气,溽暑湿热相薄,争于左之上。"

（五）正邪对抗结果:失、衰、胜、耗

"失",本义为"失掉,丢失",表示从手中丢失。《说文解字》云:"失,纵也。"段注："在手而逸去为失。"《孟子·公孙丑下》云："失道者寡助。"后来引申为在战斗或战争中失利,失败。在《黄帝内经素问》中,"失"用来表达人体内部的正气与致病因素之间的抗衡和较量的结果。如《素问·移精变气论》云："逆从倒行,标本不得,亡神失国。"又云："得神者昌,失神者亡。"《素问·脉要精微论》云："得守者生,失守者死。"又云："得强则生,失强则死。"《素问·三部九候论》云："三部九候皆相失者死。"又云："上下左右相失不可数者死。中部之候虽独调,与众脏相失者死。"《素问·离合真邪论》云："以从为逆,荣卫散乱,真气已失。"《素问·评热病论》云："狂言者是失志,失志者死。"《素问·咳论》云："咳而失气,气与咳俱失。"《素问·五运行大论》云："不当其位者病,迭移其位者病,失守其位者危。"《素问·疏五过论》云："尝富后贫,名曰失精。"又云："乱至失常,病不能移,则医事不行。"

"衰",与"盛"相对,指力量的减退,衰落,没落。《左传·庄公十年》云："一鼓作气,再而衰,三而竭。"《新五代史·伶官传·序》云："呜呼!盛衰之理,虽曰天命,岂非人事哉!"在《黄帝内经素问》中,"衰"用来表达人体内部的正气与致病因素之间的抗衡和较量的结果,有"衰老,虚弱"或"减退,减少"之义。如《素问·上古天真论》云："五七,阳明脉衰,面始焦,发始堕。"又云："五八,肾气衰,发堕齿槁。"又云："七八,肝气衰,筋不能动。天癸竭,精少,肾脏衰,形体皆极。"又云："今五脏皆衰,筋骨解堕,天癸尽矣。"《素问·阴阳应象大论》云："壮火之气衰,少火之气壮。"又云："年六十,阴痿,气大衰,九窍不利。"《素问·脉要精微论》云："上盛则气高,下盛则气胀,代则气衰,细则气少,涩则心痛。"又云："以长为短,以白为黑,如是则精衰矣。"《素问·玉机真脏论》云："故邪气胜者,精气衰也。"《素问·太阴阳明论》云："今脾病不能为胃行其津液,四支不得禀水谷气,气日以衰,脉道不利。"《素问·热论》云："七日巨阳病衰,头痛少愈;八日阳明病衰,身热少愈。"《素问·疟论》云："极则阴阳俱衰,卫气相离,故病得休。"又云："发则阳气盛,阳气盛而不衰则病矣。"《素问·厥论》云："阳气衰于下,则为寒厥;阴气衰于下,则为热厥。"又云："秋冬则阴气盛而阳气衰。"又云："气因于中,阳气衰,不能渗营其经络。"《素问·水热穴论》云："故取俞以泻阴邪,取合以虚阳邪,阳气始衰,故取于合。"《素问·至真要大论》云："各安其气,必清必静,则病气衰去,归其所宗。"

"胜",本义为"胜任,禁得起"。《说文解字》云："胜,任也。"也指在战争中"战胜,打败",与"负"相对。《尔雅》云："胜,克也。"《诗·周颂·武》云："胜殷遏刘。"在《黄帝内经素问》中，"胜"用来表达人体内部的正气与致病因素之间的抗衡和较量的结果，有"充盛，过盛"或"得胜"之义，还可以指五行生克中的相胜。如《素问·生气通天论》云："阴不胜其阳，则脉流薄疾，并乃狂。阳不胜其阴，则五脏气争，九窍不通。"《素问·阴阳应象大论》云："阴胜则阳病，阳胜则阴病。阳胜则热，阴胜则寒。"又云："风胜则动，热胜则肿，燥胜则干，寒胜则浮，湿胜则濡泻。"《素问·阴阳应象大论》云："怒伤肝，悲胜怒；风伤筋，燥胜风；酸伤筋，辛胜酸。"又云："喜伤心，恐胜喜；热伤气，寒胜热；苦伤气，咸胜苦。"《素问·玉机真脏论》云："病之且死，必先传行至其所不胜，病乃死。"又云："五脏有病，则各传其所胜。"又云："故邪气胜者，精气衰也。"又云："独见者病胜脏也，故曰死。"《素问·脏气法时论》云："夫邪气之客于身也，以胜相加，至其所生而愈，至其所不胜而甚。"《素问·评热病论》云："今邪气交争于骨肉而得汗者，是邪却而精胜也。"又云："今汗出而辄复热者，是邪胜也。"又云："今脉不与汗相应，此不胜其病也，其死明矣。"《素问·逆调论》云："阴气少而阳气胜，故热而烦满也。"又云："一水不能胜二火，故不能冻栗。"《素问·疟论》云："三阳俱虚，则阴气胜，阴气胜则骨寒而痛。"又云："夫疟气者，并于阳则阳胜，并于阴则阴胜，阴胜则寒，阳胜则热。"《素问·痹论》云："其风气胜者为行痹，寒气胜者为痛痹，湿气胜者为著痹也。"又云："其热者，阳气多，阴气少，病气胜，阳遭阴，故为痹热。"《素问·痿论》云："今水不胜火，则骨枯而髓虚。"《素问·厥论》云："夫酒气盛而慓悍，肾气有衰，阳气独胜，故手足为之热也。"《素问·针解》云："邪胜则虚之者，出针勿按。"《素问·五运行大论》云："故燥胜则地干，暑胜则地热，风胜则地动，湿胜则地泥，寒胜则地裂，火胜则地固矣。"《素问·六元正纪大论》云："故阴凝于上，寒积于下，寒水胜火，则为冰雹。"又云："故风胜则动，热胜则肿，燥胜则干，寒胜则浮，湿胜则濡泄。"

"耗"，假借为"消"，本义为"亏损，消耗。"《苍颉篇》云："耗，消也。"《庄子·达生》云："永尝敢以耗气也。"在《黄帝内经素问》中，"耗"用来表达致病因素对人体正气侵犯导致的结果，有"消耗，匮乏"之义，也可以指"轻用，不加珍惜地随便使用。"如《素问·上古天真论》云："以欲竭其精，以耗散其真。"《素问·汤液醪醴论》云："孤精于内，气耗于外。"《素问·举痛论》云："惊则气乱，劳则气耗，思则气结。"又云："劳则喘息汗出，外内皆越，故气耗矣。"《素问·疏五过论》云："病深者，以其外耗于卫，内夺于荣。"

（六）预后不良或疾病恶化：亡、败

"亡"，本义为"逃跑，逃亡"，引申为"失去"。《说文解字》云："亡，逃也。"《史记·廉颇蔺相如列传》云："怀其璧，从径道亡。"《战国策·秦策五》云："亡赵自危。"《史记·屈原贾生列传》云："亡其六郡。"在《黄帝内经素问》中，"亡"用来表达致病因素对人体正气侵犯，导致疾病进一步恶化，预后不良。如《素问·生气通天论》云："风客淫气，精乃亡，邪伤肝也。"《素问·阴阳别论》云："是故刚与刚，阳气破散，阴气乃消亡。"《素问·移精变气论》云："逆从倒行，标本不得，亡神失国。"又云："得神者昌，失神者亡。"《素问·疟论》云："真气得安，邪气乃亡。"《素问·痹论》云："阴气者，静则神藏，躁则消亡。"

"败"，本义为"毁坏，搞坏"，后引申为战争的"失败，战败。"《说文解字》云："败，毁也。"《韩非子》云："法败则国乱。"《孙子兵法·形篇》："故善战者，立于不败之地。"在《黄帝内经素问》中，"败"也用来指疾病进一步恶化，预后不良。如《素问·生气通天论》云："而阳气当隔，隔者当泻，不亟正治，粗乃败之。"《素问·阴阳别论》云："所谓阴者，真脏也，见则为败，败必死也。"《素问·诊要经终论》云："此十二经之所败也。"《素问·三部九候论》云："五脏已败，其色必夭，夭必死矣。"又云："若有七诊之病，其脉候亦败者死矣。必发哕噫。"《素问·宝命全形论》云："弦绝者，其音嘶败。"《素问·八正神明论》云："下工救其已成，救其已败。"《素问·八正神明论》云："救其已成者，言不知三部九候之相失，因病而败之也。"《素问·风论》云："故使其鼻柱坏而色败，皮肤疡溃。"《素问·气穴论》云："邪溢气壅，脉热肉败，荣卫不行，必将为脓。"《素问·疏五过论》云："故贵脱势，虽不中邪，精神内伤，身必败亡。"

小 结

结构隐喻的两个概念的结构能够保持一致，它们各自的构成成分之间存在着一种规律性的对应关系，从而能够将谈论某一概念各方面特征的词语用于谈论另一个概念。

《黄帝内经素问》中存在大量的结构隐喻。阴阳学说、五行学说、精气学说、藏象学说等都表现出明显的结构隐喻的特点，说明古代医家已经能够非常娴熟地运用隐喻理论来建构和诠释中医学基础理论。

隐喻建构阴阳范畴和阴阳关系。阴阳被用于隐喻天地、日月、四时、自然规律和脉象等,用来探索人体生命的本源,阐释人体的组织结构、生理功能及病理变化,指导疾病的诊断和治疗。

五行由最初的物质概念逐渐演变为时空方位属性概念、季节属性概念和人体脏器属性概念,并呈现出明显的跨域演变的趋势。五行学说以隐喻的方式进入中医学,对世间万物进行归类、运用五行生克、乘侮原理阐释五脏的生理和病理现象,并以五行来指导临床诊断和治疗等。

古人通过隐喻的方式建构精的基本概念之后,在中医学得到进一步的运用与扩展,泛指构成人体和维持生命活动的基本物质。精在《黄帝内经素问》具有多种表现形式,既有自然域的原型所指,如构成万物的灵气、物质精华、日月星辰等,也有在原型之上的人体域的延伸,如气、血、神、津液、水谷之精、脏腑之精、生殖之精等。"气"概念的哲学化过程就是一个由具象到抽象的隐喻过程。气的隐喻,实际上是一种从自然域到人体域的认知转化,一种从物态到功能态的组合。气是《黄帝内经素问》中的重要概念之一,表现为多种形式,既有自然域的原型所指,如天气、地气、寒气、热气等,更有在原型基础之上的人体域的延伸,如营卫之气、脏腑之气等。

藏象学说是古代医家在长期的生活、医疗实践中,以古代解剖知识为基础,运用整体观察、取象比类等方法,观察脏腑反映于外的各种征象,经过不断的概括、抽象、推理,逐渐归纳而成。这些隐喻反映了中医藏象学说的精髓,生动形象地解释了人体五脏六腑复杂的生理功能、病理变化规律及相互关系。

《黄帝内经素问》中出现的大量战争隐喻也属于结构隐喻的范畴。认识到疾病与战争具有一定的相似性,古人自然会利用比较熟悉的战争概念体系来帮助说明和解释抽象而复杂的疾病过程。围绕"治疗疾病就是一场战争"这个概念隐喻,阐释复杂而抽象的疾病过程,探讨致病因素的特性和致病特点,说明各种病理变化及病机之间的联系,从而揭示疾病的发生、发展、演变及转归的机制。

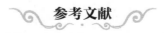

参考文献

[1] 兰凤利.中医古典文献中"阴阳"的源流与翻译[J].中国翻译,2007(4):69-72.

[2] 郝斌.试论"以平为期"的治疗理念[J].中国中医药信息杂志,2007,14(4):91-92.

[3] 李磊.中医英语[M].北京:科学出版社,2006.

[4] 孙广仁.中医基础理论[M].北京:中国中医药出版社,2017.

[5] 张介宾.质疑录[M].王新华,点注.南京:江苏科学技术出版社,1981.

[6] 辛瑛.对"神明之府"的再认识[J].中医教育,2007,19(4):58-59.

[7] 庞朴.稂莠集——中国文化与哲学论集[M].上海:上海人民出版社,1988.

[8] 恩斯特·卡西尔.语言与神话[M].于晓等,译.北京:生活·读书·新知三联书店,1988.

[9] 王寅.认知语法概论[M].上海:上海外语教育出版社,2006.

[10] 石本俊."五行"概念意义流变溯因[J].十堰职业技术学院学报,2009,22(4):11-13.

[11] 弗里德里希·温格瑞尔,汉斯-尤格·施密特.认知语言学导论[M].彭利贞,许国萍,赵微,译.上海:复旦大学出版社,2009.

[12] 张效霞,王振国.五脏配五行原理溯源[J].江西中医学院学报,2008,20(3):4-6.

[13] 孙广仁.中医精气学说与哲学精气学说的源流[J].中国医药学报,1997,12(3):12-15.

[14] 孙广仁.中医学与中国古代哲学生命本原说之探讨[J].南京中医药大学学报(社会科学版),2000(1):19-20.

[15] 张立文.中国哲学范畴发展史[M].北京:中国人民大学出版社,1988.

[16] 张文昊.从语言学的角度浅析中医"气"概念的生成[J].云南中医学院学报,2010,33(3):7-8.

[17] 黄帝内经素问[M].北京:人民卫生出版社,1963.

[18] 吴崑.内经素问吴注[M].山东中医学院中医文献教研室,校点.济南:山东科学技术出版社,1984.

[19] 朱震亨.格致余论[M].北京:人民卫生出版社,2005.

[20] 马莳.黄帝内经素问注证发微[M].田代华,主校.北京:人民卫生出版社,1998.

[21] 张介宾.类经[M].北京:人民卫生出版社,1957.

[22] 高士宗.素问直解[M].成建军,刘娟,李玉清,校注.北京:中国医药科技出版社,2014.

[23] 张景岳.景岳全书[M].太原:山西科学技术出版社,2006.

[24] Ungerer F,Schmid H. J. *An Introduction to Cognitive Linguistics*[M].Beijing:Beijing Foreign Language Teaching and Research Press,2001.

[25] Lakoff,G,Johnson,M. *Metaphors We Live By*[M].Chicago:University of Chicago Press,1980.

[26] 程琪龙.语言的认知和隐喻[J].外国语,2002(1):46-52.

第六章

社会关系隐喻

社会关系隐喻是指参照社会生活中用来表达人际关系的各种具体或抽象概念所形成的中医隐喻概念，如君臣、父母、母子、夫妻、主客等。这类隐喻以人类的社会关系作为喻体。社会是人和人关系的总和，每个人都生活在一定的社会关系当中。通过人们对社会关系的认识来理解人体脏腑器官的关系和功能，就形成了社会关系隐喻。母、子、孙等本来都是人的亲属关系，但在《黄帝内经素问》中用来隐喻人体不同的构成部分之间的关系。在说明不同器官的功能时，《黄帝内经素问》用政府机构的功能进行隐喻，不但形象，而且解释力强。在《黄帝内经素问》中，社会关系隐喻主要包括官职隐喻、父母隐喻、母子隐喻等。

第一节　官　职　隐　喻

所谓官职，是指在国家各级机构中担任一定职务的官吏，涉及官职的名称、职权范围和品级地位等。中国古代的国家最早可以追溯到夏代，而官职的设置是随着国家的产生而出现的。

一直以来，中医界就流传着"医道通治道"的说法，即中医医理与治国之术相通。这是一种逻辑类比，更是一种隐喻的思维方式。《国语·晋语》云："上医医国，其次疾人。"《汉书·艺文志》云："方技者，皆生生之具，王官之一守也。太古有岐伯、俞拊，中世有扁鹊、秦和，盖论医以及国，原诊以知政。"《备急千金要方·诊候》云："古之善为医者，上医医国，中医医人，下医医病。"徐大椿在《医学源流论》也有相关阐述："治身犹治天下也。天下之乱，有由乎天者，有由乎人者……而人之病，有由乎先天者，有由乎后天者……先天之病，非其人之善养与服大药，不能免于夭折，犹之天生之乱，非大圣大贤不能平也。"在"医道通治道"思想的指导下,古人通过各种隐喻来努力寻找中医医理与治国之术的相通之处。在这种文化背景下,中医学的很多词语便与治理国家和社会结构的词语产生了千丝万缕的联系,并以隐喻的方式实现了从源域(社会学)到目标域(中医学)的映射。

"官"从社会学到中医学的映射过程大致如下。"官",会意字,甲骨文字形,从"宀",上古指房屋,下部原为甲骨文的"弓"字。弓箭是古代部落用来打猎或抵御敌人的武器。在先民们来看,善用弓者必定是能人,因此常常推举这些人担任部落的酋长。于是,"弓"在古代便成了权力与权威的象征。"官"的意思是屋子里挂有弓箭,即藏弓之所,是有权威的象征。这样的屋子并非普通的房屋,而是官府,即古代官员办事的地方。可见,"官"的本义是"官员办事的地方"。从这一初始义引申出"官员"之意,即《说文解字》所云:"官,吏事君也。"官,就是侍奉君王的官吏。在原型义项的基础上,通过隐喻的方式,"官"被赋予了各种中医指称。

张介宾云:"官者,职守之谓。"官员由于职位的不同而承担着不同的职责。中医根据这一特征把目、耳、鼻、舌、唇称为"五官","五官"是人体五脏的开窍之处,为五脏服务。五官各司其责,分工明确,目主司辨色,耳主司听声音,鼻主司呼吸,舌主司辨别滋味,口唇主司受纳饮食。这就像朝堂之上分列两边的官员一样,各司其职,不可逾越。

在《黄帝内经素问》中,为了更好地说明五脏六腑的功能,出现了很多官职隐喻,形象地把五脏六腑隐喻成各种官职。下面是一些典型例句。

《素问·灵兰秘典论》云:"心者,<u>君主之官</u>也,神明出焉。肺者,<u>相傅之官</u>,治节出焉。肝者,<u>将军之官</u>,谋虑出焉。胆者,<u>中正之官</u>,决断出焉。膻中者,<u>臣使之官</u>,喜乐出焉。脾胃者,<u>仓廪之官</u>,五味出焉。大肠者,<u>传道之官</u>,变化出焉。小肠者,<u>受盛之官</u>,化物出焉。肾者,<u>作强之官</u>,伎巧出焉。三焦者,<u>决渎之官</u>,水道出焉。膀胱者,<u>州都之官</u>,津液藏焉,气化则能出矣。"本段文字以古代统治机构职能的分工,通过一系列的官职隐喻来说明各脏腑器官的职能,指出了藏象学说的物质基础。本段论述以隐喻的方式借助古代国家机构的职能来说明十二脏的不同职能和生理分工。

心被隐喻为君主。心在五行属火,方位属南,为阳,人君之位。《易》以离为火,居太阳之位,人君之象。"心为君主之官",或盖源于此。从生理功能来看,心主神明,主血脉,居脏腑中最重要位置,心主宰全身,控制着人的精神意识思维活动,故称之。

肺被隐喻为相傅。《类经》注:"肺与心皆居膈上,位高近君,犹之宰辅,故称相傅之官。肺主气,气调则营卫脏腑无所不治,故曰治节出焉。"[1]王冰注:"位高非君,故官为相傅。主行荣卫,故治节由之。"[2]心为君主之官,而肺犹宰相辅佐君主,调治全身,故称之。

肝被隐喻为将军。王冰注:"勇而能断,故曰将军。潜发未萌,故谋虑出焉。"[2]吴昆注:"肝气急而志怒,故为将军之官。"[3]肝,主怒,像将军一样的勇武,故被称为将军之官,谋略由此而出。

胆被隐喻为中正之官。王冰注:"刚正果决,故官为中正;直而不疑,故决断出焉。"[2]胆主决断,能够帮助防御和消除某些情志疾病的影响,维持气血的正常运行,确保脏腑之间的关系协调,故比喻为中正之官。

膻中被隐喻为臣使之官。吴昆注:"膻中气化则阳气舒,而令人喜乐;气不化,则阳气不舒而令人悲愁,是为喜乐之所以从出也。"[3]膻中围护着心而接受其命令,就像内臣一样,君主(心志)的喜乐,都由它传布出来,故称之。

脾胃被隐喻为仓廪之官。王冰注:"包容五谷,是谓仓廪之官。"[2]马莳《黄帝内经素问注证发微》云:"脾胃属土,纳受运化,乃仓廪之官。"[4]《素问直解》云:"胃主纳,脾主运,皆受水谷之精,犹之仓廪之官。"[5]脾胃司饮食的受纳和布化,而且五味的营养均靠它们的作用而得以消化、吸收和运输,故称之。

大肠被隐喻为传道之官。传,驿站之意;道,通达之意。变,更也,改变之意;化,教行于上则化于下。王冰注:"传道,谓传不洁之道。变化,谓变化物之形。"[2]大肠具有以下四大特征:一是谷物在此暂留,有驿站之意;二是通道,直达出口;三是将谷物变成浊物;四是奉肺(上焦)之教化,将浊物化成于下,故称之。

小肠被隐喻为受盛之官。王冰注:"承奉胃司,受盛糟粕,受已复化,传入大肠,故云受盛之官,化物出焉。"[2]小肠具有受盛和化物的功能,能够承受胃腐熟的食糜,并进一步消化以泌别清浊,故称之。

肾被隐喻为作强之官。作强,即运用强力之意。伎巧,言人的智巧能力,既包括先天本能,又包括后天之技艺,此处尤指生殖功能。高士宗注:"肾藏精,男女媾精,鼓气鼓力,故肾者犹作强之官,造化生人,伎巧由之出焉。"[5]王冰注:"强于作用,故曰作强。造化形容,故云伎巧。在女则当其伎巧,在男

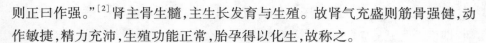

则正曰作强。"[2]肾主骨生髓,主生长发育与生殖。故肾气充盛则筋骨强健,动作敏捷,精力充沛,生殖功能正常,胎孕得以化生,故称之。

三焦被隐喻为决渎之官。王冰注:"引导阴阳,开通闭塞,故官司决渎,水道出焉。"[2]《类经》注:"决,通也;渎,水道也。上焦不治则水泛高原,中焦不治则水留中脘,下焦不治则水乱二便。三焦气治,则脉络通而水道利,故曰决渎之官。"[1]

膀胱被隐喻为州都之官。张景岳注:"膀胱位居最下,三焦水液所归,是同都会之地,故曰州都之官。"[6]膀胱蓄藏津液,通过气化作用,方能排出尿液,故称之。

在所涉及的官职中,君主、相傅、将军都是人们很熟悉的官职,很容易理解其职能,而政府机构中并不存在仓廪、传道、受盛、作强、决渎等官职名称,这实际上是在借助社会关系来说明脏腑的生理功能。

《素问·灵兰秘典论》云:"愿闻十二脏之相使,贵贱何如?"相使,泛指官职而言。相,《吕氏春秋·举难》注:"相也者,百使之长也。"使,臣使之谓,言奉使命者。贵贱指职位的高低。本句利用隐喻,提出十二脏相对于高低贵贱的官职之间的关系。

《素问·灵兰秘典论》云:"凡此十二官者,不得相失也。故主明则下安,以此养生则寿,殁世不殆,以为天下则大昌。主不明则十二官危,使道闭塞而不通,形乃大伤,以此养生则殃,以为天下者,其宗大危,戒之戒之。"本段经文强调了心对其他脏腑的主导作用和十二官之间相互协调的重要性。"凡此十二官者,不得相失也"是对十二官功能的总结,也与篇首的"十二脏之相使,贵贱何如?"相呼应。其后的"故主明则下安……其宗大危,戒之戒之",再次运用"官"的双重意义以及社会官职隐喻,以君臣合作对社稷安危的重要性揭示十二官协作一致的重要性,及其与养生的关系。"故主明则下安""主不明则十二官危"包含两层意思,一是指字面上的君臣关系,二是指被比作君主的心和比作臣子的其他脏腑的关系。这段论述包括一个根隐喻:人体是国家;还有两个子隐喻:治病即治国,人体的十二脏就是国家的十二个职能机构。把人体隐喻成国家,原因有二:一是十二脏位于体内,在解剖技术并不发达的古代,根本无法用肉眼看到,弄清脏腑的功能更为复杂;二是国家的概念、各官职的作用在当时已经成为常识,为人们所熟悉。因此,在说明抽象而复杂的十二脏功能时,《黄帝内经素问》选用国家和官职作为隐喻,这样更容易被人们理解和接受,同时也强调了十二脏对于人体的重要性。这突出地反映了概念隐喻的本质,即借助浅显易懂的概念去解释抽象而复杂的事物。

《素问·六微旨大论》云:"君位臣则顺,臣位君则逆。逆则其病近,其害速;顺则其病远,其害微。"君火和相火这两个名称本身就是一种官职隐喻。君火,指心火。因为心为君主之官,故而得名。君火居于上焦,能够主宰全身。相火居于下焦,可以温养脏腑。二者各安其位,促使机体发挥正常功能。君火和相火在主气与客气中,各有所司之位,君火为君,相火为臣,若少阴君火司天之位,加于主气少阳相火之上,是君位臣,也叫上临下,为顺。反之为逆。此处以人们熟悉的君臣关系来隐喻君火与相火的关系,使复杂的君、相火关系变得清晰易懂。

《素问·至真要大论》云:"君一臣二,奇之制也;君二臣四,偶之制也;君二臣三,奇之制也;君二臣六,偶之制也。"又云:"君一臣二,制之小也;君一臣三佐五,制之中也;君一臣三佐九,制之大也。"又云:"主病之谓君,佐君之谓臣,应臣之谓使,非上下三品之谓也。"君、臣、佐、使原指君主、臣僚、僚佐、使者四种人分别起着不同的作用,此处运用官职隐喻的手法,根据组成方剂的药物在中药处方中所起的不同作用,分为君药、臣药、佐药、使药,称之为君、臣、佐、使。

第二节 父母隐喻

父母是人类生命的创造者,承担着抚养和培育后代的重大责任。在子女幼年时期,父母为他们提供各种生活必需品以及心理和情感关怀,是人类成长过程中最为重要的社会关系角色之一。正是基于对父母的这些感知和体验,古人将天地自然视为父母,同时也就将人类视为天地自然的孩子。与父母一样,天地自然通过交合可以孕育世间万物。如果天地之气无法上下交通,则万物不得滋养而枯槁,生命也将无法绵延而死亡。通过运用父母隐喻,人类在心理上对天地自然产生了非常强烈的亲切感和敬畏感,也能更加形象地反映出对人类的作用和影响。

《黄帝内经素问》中出现很多与父母相关的隐喻,下面是一些典型例句。

《素问·四气调神大论》云:"春三月,此谓发陈,天地俱生,万物以荣。"又云:"夏三月,此谓蕃秀,天地气交,万物华实。"春天是推陈出新,生命萌发的时令,天地自然都富有生气,万物显得欣欣向荣;夏天是自然界万物繁茂秀美的时令,此时,天气下降,地气上腾,天地之气相交,植物开花结实,长势旺盛。又云:"交通不表,万物命故不施,不施则名木多死。恶气不发,风雨不节,白露不下,则菀槁不荣。""交通不表",指天地之气不显现上下交通之状,亦即天地不交之意。"施",延也。"万物命故不施",指万物的生命不能延续。如果天地之气不交,万物的生命就不能延绵,自然界高大的树木也会死亡。恶劣的气候发作,风雨无时,雨露当降不降,草木不得滋润,生机郁塞,茂盛的禾苗也会枯槁不荣。在这些语句中,天地自然被隐喻成"父母",世间万物被隐喻成天地自然的"子女"。"天地气交"才有出现"万物以荣""万物华实"的欣欣向荣的局面;如果"交通不表",则会导致"万物命故不施""名木多死""菀槁不荣"的萧条局面。对于世间万物来说,天地自然俨然就像父母一样。

《素问·阴阳应象大论》云:"阴阳者,天地之道也,万物之纲纪,变化之父母,生杀之本始,神明之府也。"《素问·天元纪大论》云:"夫五运阴阳者,天地之道也,万物之纲纪,变化之父母,生杀之本始,神明之府也,可不通乎!"这两句指出,阴阳的对立统一是自然界的根本规律;宇宙万物的发生、发展、运动、变化、消亡,其根源皆在阴阳。句中将阴阳隐喻为人们熟悉的"父母",更易于理解阴阳是万物变化产生的根源。

《素问·阴阳应象大论》云:"天有精,地有形,天有八纪,地有五里,故能为万物之父母。"王冰注:"八纪,谓八节之纪。"[2] 八节,即立春、立夏、立秋、立冬、春分、秋分、夏至、冬至八个主要节气。五理,指五行之理。天有精气,地有形体,天有八风的纲纪,地有五行之道理,因而天地是万物的根源。此处将"天地"隐喻为"万物之父母",形象地说明了天地自然创造并培育世间万物。

《素问·宝命全形论》云:"夫人生于地,悬命于天,天地合气,命之曰人。人能应四时者,天地为之父母。知万物者,谓之天子。"王冰注:"知万物之根本者,天地常育养之,故谓曰天之子。"[2]《类经》注:"人能合于阴阳,调于四时,处天地之和以养生者,天必育之寿之,故为父母。"[1] 人成形于地而命赋于天,地气和天气结合起来才有人的生命活动。人能适应四时阴阳的变化,则天之阳气地之阴精就养育于人,所以说天地是人的父母。能够知道万物的生长收藏之理者,就能够承受和运用万物,故人谓之天之子。此处将天地隐喻为人的父母,将人隐喻为天地之子,因为天地合气造就人的生命,天之阳气地之阴精养育了人。

《素问·刺禁论》云："鬲肓之上,中有父母。"《太素》注："心下鬲上为肓,心为阳,父也,肺为阴,母也。肺主于气,心主于血,共荣卫于身,故为父母也。"[7]膈肓以上有心、肺两脏,分主阴阳,以象父母。此处将心肺二脏隐喻为父母,因为肺主于气,心主于血,二脏共同为机体提供营养物质,就像人的父母一样。

《素问·阴阳类论》云："三阳为父,二阳为卫,一阳为纪;三阴为母,二阴为雌,一阴为独使。"马莳注："三阳者,即太阳也,太阳为表之经,覆庇群生,尊犹父也……三阴者,即太阴也。太阴为里之经,长养诸经,尊犹母也。"[4]父,在此有高贵之义,指太阳为六经之长,起着统摄阳分的作用。《类经》注："太阴滋养诸经,故称为母。"[1]此处将三阳经隐喻为"父",因为三阳经总领诸经,高尊如父;将三阴经隐喻为"母",因为三阴经能够滋养诸经,像母亲养育子女一样。

第三节　母子隐喻

中医学认为,五行是相生相克的。同样,五脏之间也存在相互资生的关系,即一脏对另一脏具有滋养、助长、促进的作用。如木生火,即肝为心之母;水生木,则肾为肝之母;土生金,则脾为肺之母等。在病理状况下,一脏患病会传变到其所生的另一脏。如脾土为母,肺金为子,肺气虚弱,可发展为脾失健运,是谓"子盗母气";又如肝木为母,心火为子,肝阳上亢,可发展为心火亢盛;又如脾土为母,肺金为子,脾胃虚弱,也可累及肺气不足,是谓"母病及子"。

在人类社会中,母亲扮演着生养和培育子女的角色,失去母亲就意味着失去生活和情感的依靠。母亲和子女的这种关系与五脏之间的相生关系十分类似。因此,中医理论将五脏之间的相生关系隐喻为母子关系。中医学在表达脏腑在疾病过程中的传变规律和治疗原则时,大量使用"母病及子""子病犯母""子盗母气""虚则补其母""实则泻其子"等与母子隐喻相关的术语。通过隐喻的方式以母子关系来表达五脏之间的相互关系,更易于理解和解释。

在《黄帝内经素问》中出现了诸多母子隐喻,下面是几个典型例句。

《素问·阴阳应象大论》云："东方生风,风生木,木生酸,酸生肝,肝生筋,筋生心,肝主目。"又云："南方生热,热生火,火生苦,苦生心,心生血,血生脾,心主舌。"又云："中央生湿,湿生土,土生甘,甘生脾,脾生肉,肉生肺,脾主口。"又云："西方生燥，燥生金，金生辛，辛生肺，肺生皮毛，皮毛生肾，肺主鼻。"又云："北方生寒，寒生水，水生咸，咸生肾，肾生骨髓，髓生肝，肾主耳。"以上五节经文是古人对自然界四时万物以及人体生理、病理各种过程之间的相互联系和制约的认识，是五行学说在医学上的具体运用。文中连续使用了许多"生"字，将"生"和"所生"之间看成母子关系，运用一系列的母子隐喻，让读者感觉好像一幅自然界各种联系和制约过程的总图解。

《素问·五脏生成》云："欲知其始，先建其母。"《类经》注："建，立也。母，病之因也。不得其因，则标本弗辨，故当先建其母，如下文某脏某经之谓。"[1]想要了解疾病的根本关键，必须先确定病变的原因。此处把疾病的原因隐喻为"母"，疾病也就相当于"子"。根据生活经验可知，先有母，后有子，以母子进行隐喻，更容易理解病因和疾病之间的关系。

《素问·五脏别论》云："脑髓、骨、脉、胆、女子胞，此六者，地气之所生也，皆藏于阴而象于地，故藏而不泻，名曰奇恒之腑。夫胃、大肠、小肠、三焦、膀胱，此五者，天气之所生也，其气象天，故泻而不藏，此受五脏浊气，名曰传化之腑，此不能久留，输泻者也。"奇恒之腑禀承地气而生，能储藏阴质，就像大地包藏万物一样，藏而不泄；传化之腑禀承天气而生，其作用像天一样的健运周转，泻而不藏。此处运用母子隐喻，将天和地隐喻成奇恒之腑和传化之腑的母亲。

《素问·玉机真脏论》云："五脏受气于其所生，传之于其所胜，气舍于其所生，死于其所不胜。病之且死，必先传行至其所不胜，病乃死。此言气之逆行也，故死。肝受气于心，传之于脾，气舍于肾，至肺而死。心受气于脾，传之于肺，气舍于肝，至肾而死。脾受气于肺，传之于肾，气舍于心，至肝而死。肺受气于肾，传之于肝，气舍于脾，至心而死。肾受气于肝，传之于心，气舍于肺，至脾而死。此皆逆死也。"《内经辨言》云："两言其所生，则无别矣，疑下句衍'其'字也。其所生者，其子也，所生者，其母也。"[8]五脏受病邪之气于自己所生之脏，如肝受气于心、心受气于脾；传给自己所克之脏，如肝病传之于脾、心病传之于肺；病气留止于生我之脏，如肝病舍于肾、心病舍于肝；病气最后传到克我之脏而死，如肝病传至肺而死、心病传至肾而死。以上经文通过运用一系列的母子隐喻，主要论述有关病传的问题，即病气由本脏而及于他脏的传行和演变情况。每脏有病，皆可及于其余四脏，而且病气的传行，以胜相传，即由母传子。

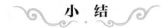

小　结

社会关系隐喻通过人们对社会关系的认识,如君臣、父母、母子、夫妻、主客等,来理解人体脏腑器官的关系和功能。在《黄帝内经素问》中,社会关系隐喻主要包括官职隐喻、父母隐喻、母子隐喻等。

在"医道通治道"思想的指导下,古人通过各种隐喻来努力寻找中医医理与治国之术的相通之处。为了更好地说明五脏六腑的功能,其中出现了很多官职隐喻,形象地把五脏六腑隐喻成各种官职,以隐喻的方式实现了从源域(社会学)到目标域(中医学)的映射。

古人将天地自然视为父母,同时也就将人类视为天地自然的孩子。父母隐喻的运用,使人类在心理上对天地自然产生了非常强烈的亲切感和敬畏感,也能更加形象地反映出天地对人类的作用和影响。

《黄帝内经素问》中将五脏之间的相生关系隐喻为母子关系。在表达脏腑在疾病过程中的传变规律和治疗原则时,大量使用与母子隐喻相关的术语,如"母病及子""子病犯母""子盗母气""虚则补其母""实则泻其子"等。以隐喻的方式,借助母子关系来表达五脏之间的相互关系,理解起来就更为容易。

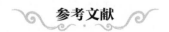

参考文献

[1] 张介宾.类经[M].北京:人民卫生出版社,1957.

[2] 黄帝内经素问[M].北京:人民卫生出版社,1963.

[3] 吴崐.内经素问吴注[M].山东中医学院中医文献教研室,校点.济南:山东科学技术出版社,1984.

[4] 马蒔.黄帝内经素问注证发微[M].田代华,主校.北京:人民卫生出版社,1998.

[5] 高士宗.素问直解[M].成建军,刘娟,李玉清,校注.北京:中国医药科技出版社,2014.

[6] 张景岳.景岳全书[M].太原:山西科学技术出版社,2006.

[7] 杨上善.黄帝内经太素[M].王洪图,李云,点校.北京:科学技术文献出版社,2000.

[8] 江之兰.医津一筏·医经读·内经辨言合集[M].太原:山西科学技术出版社,2010.

结　语

认知语言学认为,隐喻无处不在,其本质是通过一种事物来理解另一种事物。隐喻不仅是一种语言现象,更是一种认知现象,是人们理解和认识周围世界的工具。隐喻的实质就是人们通过类比相似性联想和创造相似性联想,从一个认知域映射到另一个认知域的过程,这样就可以借助熟悉的概念描述和理解陌生的事物,从而帮助人们认识自身及其周围的世界。人类的各种语言活动都是借助隐喻的形式来体现世界观。《黄帝内经素问》语言中的隐喻产生于隐喻性思维过程,反映了古人认识当时世界的方式和过程。通过分析和探讨《黄帝内经素问》中的各种隐喻现象,可以了解在语言现象背后古人的思维方式和认知世界的方式,探索中医语言形成的源头,阐释独特的中医文化现象和思维方式,并为研究其他中医典籍中的语言提供有益的参考。认知语言学的隐喻理论为研究《黄帝内经素问》中的隐喻语言现象提供了丰富的理论和方法,具有重要的启发意义和参考价值。

隐喻不但具有修辞的作用,还具有认知的作用,是人类的一种基本的思维方式。从隐喻角度研究《黄帝内经素问》的语言与思维,有利于更好地理解中医学的人文精神和文化内涵,更好地传承和发展中医学。

隐喻是无处不在的。隐喻构建了中医学的诸多核心概念,如风、水、火、土等;隐喻从根本上建构了中医学经典理论体系,包括阴阳学说、五行学说、藏象学说、精气学说等。隐喻可以创造相似性,对《黄帝内经素问》语言的创新性理解与中医学的创新性研究可以起到一定的促进作用。

《黄帝内经素问》中的隐喻是客观存在的,是当时历史条件下的一种必然选择。在现代科学背景下,需要运用现代科学理论分析和解读这一古典医学巨著的隐喻语言与思维。这是社会进步的表现,也是中医学发展的需要。

隐喻是当前国际学术界的研究热点之一。它既是东西方文化融会贯通的重要载体,也是自然科学与社会科学的重要结合点,究其原因在于隐喻是人类认识世界的基本思维方式。本研究可以为《黄帝内经素问》的现代诠释提供一个新的切入点,对于中医学术发展与文化传承起到很大的推动作用。

由于隐喻可以通过类比和创造相似性,实现从源域到目的域的映射,所以从隐喻的视角研究《黄帝内经素问》和中医学经典理论,能够在一定程度上促进对《黄帝内经素问》的创新性理解与中医学的创新性研究。

《黄帝内经素问》是一部用隐喻写就的医学巨著,对其隐喻解读取之不尽、用之不竭,阐释空间也永远不会封闭。